Ethik in den Biowissenschaften –
Sachstandsberichte des DRZE

Band 7: Organtransplantation

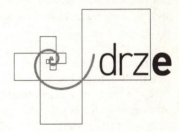

Herausgegeben vom DRZE –
Deutsches Referenzzentrum für Ethik in den Biowissenschaften

unter Verantwortung von
Dieter Sturma, Dirk Lanzerath und Bert Heinrichs

www.drze.de

VERLAG KARL ALBER

In der Medizin werden auf vielfältige Weise Organe, Körperteile, Gewebe und Zellen übertragen, um das Leben von Patienten zu retten oder ihr Leiden zu vermindern. Die ethische Urteilsbildung hat es im Fall der Organtransplantation mit einer medizinischen Praxis zu tun, die in den letzten Jahrzehnten enorme Fortschritte gemacht hat und in der breiten Öffentlichkeit von Betroffenen und Nicht-Betroffenen gleichermaßen auf Akzeptanz stößt. Gleichwohl stehen noch eine Vielzahl von praktischen, rechtlichen und ethischen Fragen zur Klärung an. Der vorliegende Bericht, der sich am Sachstand vom Frühjahr 2008 orientiert, stellt die verschiedenen Problemfelder der Organtransplantation in medizinischer, rechtlicher und ethischer Perspektive vor und weist Möglichkeiten der Problemlösung auf.

The transplantation of organs, body parts, tissues and cells has become a core medical technique to save the lives or to reduce the suffering of patients. In the case of organ transplantation ethical judgment formation is confronted with a practice that has made significant progress over the last years and that is widely accepted both from persons concerned as well as from the public in general. However, a number of practical, legal and ethical questions are still subject to clarification. The present volume, based on the state of the discussion as of spring 2008, presents the essential medical, legal and ethical issues of organ transplantation and suggests options for problem solving.

*Jan P. Beckmann / Günter Kirste /
Hans-Ludwig Schreiber*

Organtransplantation

Medizinische, rechtliche und
ethische Aspekte

Verlag Karl Alber Freiburg/München

2. Auflage 2012

Originalausgabe

© VERLAG KARL ALBER
in der Verlag Herder GmbH, Freiburg im Breisgau 2008
Alle Rechte vorbehalten
www.verlag-alber.de

Redaktion: Angela Schräer unter Mitarbeit von Lisa Tambornino und
 Andrea Wille
Satz: SatzWeise, Föhren
Druck und Bindung: Difo-Druck, Bamberg

Gedruckt auf alterungsbeständigem Papier (säurefrei)
Printed on acid-free paper
Printed in Germany

ISBN 978-3-495-48344-2

Vorwort

In der Medizin werden auf vielfältige Weise Organe, Körperteile, Gewebe und Zellen übertragen, um das Leben von Patienten zu retten oder ihr Leiden zu vermindern. Mit den Transplantationen sollen vor allem alternative Therapieverfahren überflüssig gemacht werden, welche die Lebensqualität von Patienten stark einschränken. Moderne Transplantationsverfahren gehen auf den Anfang des 20. Jahrhunderts zurück und sind mit der ersten erfolgreichen Herztransplantation im Jahre 1967 in die öffentliche Aufmerksamkeit gerückt. Auch wenn sie noch ein wenig wahrscheinliches Ereignis im Leben von Personen ist, gehört die Übertragung von Nieren, Leber, Herz, Herzklappen, Lunge, Bauchspeicheldrüse, Dünndarm, Hornhaut, Knochenmark sowie von Gliedmaßen und Gelenken mittlerweile zum medizinischen Alltag. Neben menschlichen Organen werden auch tierische und künstliche Organe transferiert.

Der Vorgang der Organtransplantation versammelt unterschiedliche Akteure und Interessenlagen: den Patienten, den Spender, die behandelnden Ärzte, die beteiligten Krankenkassen und nicht zuletzt den Gesetzgeber, dessen Normen und Zielsetzungen nicht notwendig mit den Wünschen der konkret beteiligten Akteure in Einklang stehen müssen. Die Organspende kann von dem Patienten selbst oder von einem anderen Spender stammen. In letzterem Fall ist die postmortale Transplantation von der Lebendspende zu unterscheiden.

Besonders schwierig ist die ethische Situation von Lebendspenden, weil bei ihnen zum einen die persönliche Beziehung von Spender und Empfänger eine entscheidende Rolle spielt und zum anderen gesundheitliche Risiken für den Spender bestehen. Deshalb muss vor allem sichergestellt werden, dass die Entscheidung für die Spende ohne psychischen Druck oder ökonomischen Anreiz zustande kommt. Auf der Seite des Spenders kann es zudem zu komplizierten Motivationslagen kommen, in denen unterschiedliche moralische Aspekte – etwa Freiwilligkeit, Fürsorge oder Elternliebe – miteinander konkurrieren. Vor allem drohen bei

Vorwort

Lebendspenden durch Notlagen oder soziale Erwartungshaltungen erzeugte Formen von Selbstinstrumentalisierung. Organtransplantationen bringen auch Veränderungen des Verhältnisses von Personen zu ihrem Körper mit sich. Sie können im Einzelfall – etwa bei der Übertragung von Gliedmaßen – zu Entfremdungssyndromen führen. Sensitive Bereiche sind insbesondere die Übertragung von personnahem Gewebe und von tierischem Gewebe. Die Praxis der Organtransplantation ist insgesamt dazu geeignet, Revisionen zu den herkömmlichen Vorstellungen von personalem Leben, körperlicher Integrität und Natürlichkeit auf den Weg zu bringen. Dieser Zusammenhang ist vor allem auch durch die politischen und rechtlichen Auseinandersetzungen um eine kriteriell gesicherte Todesfeststellung einer breiteren Öffentlichkeit deutlich geworden.

Übertragbare Organe sind in der medizinischen Praxis eine sehr knappe Ressource. Eine Vielzahl von Patienten verstirbt während der Wartezeit auf eine Transplantation. Der Mangel an übertragbaren Organen bleibt zudem ökonomisch nicht folgenlos. Die Transplantationsmedizin sieht sich von Anbeginn mit gerechtigkeitstheoretischen Problemen konfrontiert, und es ist bislang noch nicht gelungen, ein Konzept von Verteilungsgerechtigkeit oder zumindest für Verteilungskriterien zu entwickeln, das medizinisch, rechtlich und ethisch in jeder Hinsicht konsensfähig ist.

Die ethische Urteilsbildung hat es im Fall der Organtransplantation mit einer medizinischen Praxis zu tun, die in den letzten Jahrzehnten enorme Fortschritte gemacht hat und in der breiten Öffentlichkeit von Betroffenen und Nicht-Betroffenen gleichermaßen auf Akzeptanz stößt. Gleichwohl steht noch eine Vielzahl von praktischen, rechtlichen und ethischen Fragen zur Klärung an. Der vorliegende Bericht, der sich am Sachstand vom Frühjahr 2008 orientiert, stellt die verschiedenen Problemfelder der Organtransplantation in medizinischer, rechtlicher und ethischer Perspektive vor und weist Möglichkeiten der Problemlösung auf.

Dieter Sturma

Inhalt

Einführung 5

Jan P. Beckmann, Günter Kirste, Hans-Ludwig Schreiber

I. **Medizinische Aspekte der Organtransplantation** 13

Günter Kirste

1. Geschichte der Transplantationsmedizin 13
2. Transplantationsimmunologie und Immunsuppression 15
2.1 Keine Transplantation ohne Immunsuppression 19
3. Möglichkeiten der Transplantationsmedizin und Alternativen 23
3.1 Niere 24
3.2 Leber 26
3.3 Herz 30
3.4 Lunge 33
3.5 Pankreas 33
3.6 Dünndarm 36
3.7 Cornea 37
3.8 Herzklappen 37
3.9 Gliedmaßen und Gelenke 37
3.10 Gehörknöchelchen 38
3.11 Knochenmark 39
4. Lebendspende 40
5. Postmortemspende: Feststellung des Hirntodes 46
6. Koordination der Organspende 48
7. Organspende in Deutschland 51
8. Weiterentwicklung der Transplantationsmedizin 57
Literatur 60

II. Rechtliche Aspekte der Organtransplantation — 64
Hans-Ludwig Schreiber

1. Begriffsbestimmungen — 64
2. Das Transplantationsgesetz vom 05. November 1997 — 65
3. Die Neufassung des Transplantationsgesetzes im Jahre 2007 — 67
4. Organgewinnung vom Verstorbenen und vom Lebenden — 68
   - 4.1 Todesbegriff und Hirntodkriterium — 68
   - 4.2 Weitere Bedingungen der Organentnahme beim Toten — 72
   - 4.3 Organentnahme beim Lebenden — 74
5. Organgewinnung und Allokation in der Bundesrepublik Deutschland — 78
   - 5.1 Allgemeine Regeln für Organgewinnung und Allokation — 78
   - 5.2 Regeln aus der Warteliste für die Niere und die Vermittlung der Niere — 80
6. Verbots- und Strafvorschriften — 85

Literatur — 87

III. Ethische Aspekte der Organtransplantation — 93
Jan P. Beckmann

1. Einführung — 93
2. Zur Legitimität der Zielsetzung der Übertragung menschlicher Organe — 94
3. Zur Frage der Zulässigkeit der Mittel der Organtransplantation — 97
   - 3.1 Die Gewinnung postmortal gespendeter Organe — 97
     - 3.1.1 Die gesicherte Todesfeststellung als notwendige Bedingung (conditio sine qua non) postmortaler Organgewinnung — 98
     - 3.1.2 Freiwilligkeit als hinreichende Bedingung (conditio qua) postmortaler Organgewinnung — 100
   - 3.2 Die Gewinnung lebendgespendeter Organe — 104
     - 3.2.1 Problemhintergrund — 104
     - 3.2.2 Ethische Probleme der Organlebendspende im Einzelnen — 105
   - 3.3 Das Prinzip der Subsidiarität der Lebendspende — 114

4.	Vertretbarkeit der Folgen des Verfahrens der Organtransplantation	115
4.1	Gerechtigkeitsprobleme der Organzuteilung unter Mangelbedingungen	115
4.2	Gerechtigkeit als ethische Norm	117
4.3	Ausweitung des Spender-Empfänger-Kreises bei der Lebendspende?	119
4.3.1	Ethische Fragen der sog. Cross-over Spende	119
4.3.2	Die anonyme Lebendspende (»Pooling«)	123
4.4	Ein »Markt für Organe«?	124
4.4.1	Ist das Modell eines geregelten Marktes auf die Organgewinnung anwendbar?	125
4.4.2	Vereinbarkeit von Entscheidungsfreiheit und Markt?	128
4.4.3	Erzielbarkeit von Äquivalenz?	129
4.4.4	Gilt das Dargelegte auch für materielle Anreize zum Organangebot?	131
4.4.5	Ausgleich statt Entgelt?	134
5.	Zum Umgang mit dem Mangel an Organspenden	136
5.1	Individuelle Herausforderung und gesellschaftliche Verantwortung	137
5.2	Erweiterung der Rechte des Spenders als Anreiz?	138
5.3	Pflicht zur Organspende?	141
5.3.1	›Pflicht‹ im ethischen Sinne	141
5.3.2	Generelle Spendepflicht?	142
5.3.3	Pflicht zur postmortalen Spende?	144
5.3.4	Pflicht zur Entscheidung pro oder contra postmortale Organspende?	146
Literatur		149
Hinweise zu den Autoren und Herausgebern		**160**

Einführung

Jan P. Beckmann, Günter Kirste, Hans-Ludwig Schreiber

Das Verfahren der Übertragung von Organen zwecks Lebensrettung und Leidenslinderung, seit Jahrzehnten klinisch bestens etabliert, ist mit dem Problem eines fortdauernden Mangels an postmortal gespendeten Organen konfrontiert. Abhilfe verspricht man sich u. a. von einer verstärkten Information der Öffentlichkeit, von der Erhöhung der Zahl der Transplantationsbeauftragten in den Kliniken und von einer Erweiterung der Lebendspende. Diskutiert wird auch, ob es eine moralische Pflicht, wenn nicht zur Spende, so doch zumindest zur Entscheidung darüber geben sollte, ob man nach dem Tode Spender ist oder nicht. Diskutiert wird schließlich die Frage, ob man mit Hilfe von finanziellen Anreizen die Spendebereitschaft erhöhen kann und darf.

Der folgende Sachstandsbericht soll dem Leser einen Einblick in den gegenwärtigen medizinischen Sachstand sowie in die rechtliche Regelung und in grundlegende ethische Fragestellungen der Transplantationsmedizin vermitteln. Im I., der Medizin gewidmeten Teil geht es nach einem Blick in die Geschichte der Transplantationsmedizin zunächst um Fragen der Immunologie und Immunsuppression, sodann um Möglichkeiten und Alternativen der Transplantation postmortal gespendeter Nieren, Lebern, Herzen, Lungen, Pankreata und des Dünndarms. Erläuterungen zur Feststellung des vollständigen irreversiblen Ausfalls des Gesamthirns (Hirntod) und zur Koordination der Organspende schließen die Information über die Totenspende ab. Es folgt ein Überblick über die Lebendspende der Niere sowie von Teilen der Leber. Erläuterungen zur gegenwärtigen Situation der Organspende in Deutschland und zur Weiterentwicklung der Transplantationsmedizin schließen den medizinischen Teil ab.

Der II. Teil ist rechtlichen Aspekten gewidmet. Nach einleitenden Begriffsbestimmungen wird zunächst das Transplantationsgesetz von 1997 vorgestellt; in weiteren Schritten werden der Anwendungsbereich dieses Gesetzes sowie die Änderungen durch das Gewebegesetz 2007 beschrieben. Es folgt die Darlegung der rechtlichen Voraussetzungen der Gewinnung von Organen von Verstorbenen, wobei insbesondere die im Gesetz

Einführung

vorgeschriebene, nach den Regeln der medizinischen Wissenschaft vorzunehmende Todesfeststellung angesprochen wird. Anschließend wird die Organentnahme bei Lebenden hinsichtlich ihrer rechtlichen Voraussetzungen vorgestellt. Ein weiterer Abschnitt ist den rechtlichen Bedingungen und den Richtlinien der Organallokation in Deutschland sowie der Zusammenarbeit mit Eurotransplant (Leiden, NL) gewidmet. Abschließend werden die Verbots- und Strafvorschriften des Transplantationsgesetzes behandelt.

Der III. Teil beschäftigt sich mit den ethischen Voraussetzungen und Implikationen der Organtransplantation. Nach einführenden Überlegungen zur Legitimität der Ziele und der Zulässigkeit der Mittel dieses Verfahrens stehen im Mittelpunkt zum einen die Diskussion um die Sicherung der Freiwilligkeit der Spende und zum anderen die Schwierigkeiten einer gerechten Organallokation angesichts des Mangels an postmortalen Spendeorganen, die Besonderheiten der Lebendspende im Allgemeinen und die Fragen einer Erweiterung des Spender/Empfänger-Kreises und der anonymen Spende im Besonderen sowie die Problematik finanzieller Anreize bis hin zur Einführung eines »Organmarktes«.

Jedem der drei Abschnitte ist eine Übersicht über die zitierte Literatur angefügt.

I. Medizinische Aspekte der Organtransplantation

Günter Kirste

1. Geschichte der Transplantationsmedizin

Meilensteine für die Entwicklung der Transplantationsmedizin waren die erste erfolgreiche Lebend-Nierentransplantation zwischen zwei eineiigen Zwillingen in Boston USA im Jahr 1954 und die erste erfolgreiche Herztransplantation 1967 in Kapstadt. Transplantationen und Transplantationsmedizin haben jedoch viel früher in mystischen Vorstellungen eine große Rolle gespielt. Noch heute werden Kosmos und Damian als die Schutzheiligen der Transplantation angesehen, nachdem sie einer Sage folgend etwa 280 n. Chr. einem Kaufmann, dessen Bein durch einen Tumor zerstört war, das Bein eines verstorbenen »Mohren« transplantiert haben.[1]

Weniger mystisch, aber genauso wenig erfolgreich waren Heilversuche zur Behandlung von Stoffwechselerkrankungen Ende des 18. Jahrhunderts. Bei einer Unterfunktion der Schilddrüse wurde z. B. Schilddrüsengewebe übertragen, Ovarien bei unerfülltem Kinderwunsch oder Hodengewebe zur Behandlung einer mit Krankheitswert belegten Homosexualität.[2]

Ein Meilenstein in der Transplantationsgeschichte war 1906 die Entwicklung einer Technik für Gefäßnähte durch Alexis Carrell, der in Lyon, Chicago und New York wirkte und bereits mit dieser Technik Nierentransplantationen im Tierexperiment durchführte.[3]

Grundlagen für die Entwicklung von Gewebekompatibilität und Immunreaktion wurden erst durch den britischen Zoologen Sir Peter Medaware 1944 erarbeitet, der durch Experimente mit Hauttransplantationen an Mäusen die Grundlagen der modernen Transplantationsimmunologie entwickelte. Versuche, die Hürden der Gewebekompatibilität durch Trans-

---

[1] Terasaki 1991.
[2] Schlich 1998.
[3] Carrel 1902.

plantationen unter nahen Verwandten zu überwinden, scheiterten an verschiedenen Orten der Welt.[4] Erst die kurz vor Weihnachten 1954 durchgeführte Transplantation einer Niere zwischen zwei eineiigen Zwillingen durch Murray und Merril in Boston legte den Grundstein zur weiteren Entwicklung der Transplantationsmedizin.[5]

Mit der Entdeckung von 6-Mercaptopurin als erstem immunsuppressivem Medikament konnten bald auch Transplantationen zwischen weiter entfernt verwandten sowie nicht-verwandten Spendern und Empfängern durchgeführt werden. Differenziertere Austestungen der Gewebemerkmale, Einführung von Crossmatch-Techniken zur Testung zwischen Spender und Empfänger, die Entdeckung der Klasse I und Klasse II Antigene und viele weitere Forschungsergebnisse der Immunologie, die wesentlich von Jan van Rood aus den Niederlanden mitgestaltet wurden, machten Transplantationen im größeren Umfang möglich. 1966 folgte die erste erfolgreiche Pankreastransplantation durch Lillehei in Minnesota, und Tom Starzl gelang 1967 nach vielen Jahren umfangreicher tierexperimenteller und klinischer Forschung erstmals eine Lebertransplantation mit Langzeiterfolg. Die im gleichen Jahr durchgeführte Herztransplantation durch Christiaan Barnard erregte großes Medieninteresse und verhalf der Transplantationsmedizin zu starker Aufmerksamkeit. 1968 folgte die erste erfolgreiche Lungentransplantation durch Fritz Derome in Belgien und im gleichen Jahr die erste erfolgreiche Herz-Lungentransplantation durch D. Cooley in Boston.[6]

Die Ergebnisse der Transplantation wurden von Jahr zu Jahr besser. Erfahrungsgewinn, vor allem aber die Entwicklung neuer immunsuppressiver Medikamente wie Cyclosporin A, später Tacrolimus und Mycophenolatmofetil (MMF) sowie die Entwicklung poly- und monoklonaler Antikörper machten weitere Transplantationserfolge möglich. Es folgte die erste erfolgreiche Dünndarmtransplantation 1988 durch Eberhard Delfs in Kiel und die erste Multiorgantransplantation mehrerer Bauchorgane 1989 durch Raimund Margreiter in Innsbruck. Inzwischen gehören Transplantationen zur Routine der medizinischen Versorgung. Die Ergebnisse übersteigen die einer konservativen Behandlungsmöglichkeit bei end-

---

[4] Hamilton 2001.
[5] Murray/Merrill/Harrisan 1958.
[6] Terasaki 1991.

gradigem Organversagen erheblich. Transplantationen sind damit zur Standardtherapie geworden.[7]

2. Transplantationsimmunologie und Immunsuppression

Prinzipielle Funktion des Immunsystems ist die Abwehr gegen Infektionen. Von entscheidender Bedeutung dabei ist die Fähigkeit des Immunsystems, zwischen »Selbst« und »Nicht-Selbst« zu unterscheiden. Diese Unterscheidungsmöglichkeit erlaubt es dem Organismus, mikrobielle und andere Infektionserreger als »Nicht-Selbst« zu erkennen und zu reagieren. Die Immunantwort auf Transplantate ist in ähnlicher Weise eine Antwort auf ein »Nicht-Selbst«. Da Transplantationen ein sehr unwahrscheinliches Ereignis im Leben eines Organismus sind, war die Forschung lange Zeit überrascht, dass Immunantworten mit derartiger Präzision und Stärke ablaufen. Diese Fähigkeit zur spezifischen Immunantwort ist jedoch von grundlegender, lebenserhaltender Bedeutung für jeden Organismus gegenüber eindringenden Mikroorganismen. Die Prinzipien, die einer Transplantatabstoßung zugrunde liegen, wurden bereits 1944 durch Sir Peter Medaware entdeckt. Demnach gibt es drei grundlegende Prinzipien, die Transplantatabstoßungen erklären:

Transplantate, die zwischen Inzuchtstämmen von Mäusen ausgetauscht werden, überleben.

1. Transplantate von Tieren unterschiedlicher Inzuchtstämme werden abgestoßen.
2. Transplantate von einem Elternteil zu einem Nachkommen erster Ordnung überleben, da der Nachkomme das Transplantat als »Selbst« erkennt.
3. Transplantate von einem Nachkommen übertragen auf die Elterngeneration werden abgestoßen, da der Elternteil das Transplantat als »Nicht-Selbst« erkennt.

Diese Ergebnisse führten zu der Erkenntnis, dass Abstoßungsvorgänge genetisch gesteuert sind und die steuernden Gene den einfachen Mendelschen Verteilungsregeln der Abstammung folgen. Heute weiß man: Die Gene, die für die Abstoßungsvorgänge verantwortlich sind, sind auf Chromosom 6 lokalisiert und werden als Major Histocompatibility Complex (MHC) bezeichnet. Man unterscheidet MHC Moleküle der Klasse I und II. Die Gene, die den MHC determinieren, werden als HL-Antigene be-

---

[7] Danovitch 2005.

zeichnet (Human Leucocyte Antigen – HLA). Der MHC zeigt eine außerordentliche Vielfältigkeit. Es sind heute mehr als 80 HLA-Faktoren bekannt, mit mehr als 1.000 Allelen. Sicher ist, dass der Grad der Übereinstimmung der HLA-Antigene ganz wesentlich zum Erfolg eines Transplantates beiträgt. Dabei spielen in der klinischen Transplantation die HLA A und HLA B sowie die HLA DR Faktoren eine wesentliche Rolle. HLA A und B (Klasse 1) werden im Wesentlichen auf nukleäre Zellen exprimiert, während Klasse 2 Moleküle sich auf so genannten Antigen präsentierenden Zellen (APCs) finden. Dieses sind verschiedene Zellen wie z.B. B-Lymphozyten und Makrophagen. Das Wissen über die Initiierung einer Immunantwort hat in den letzten Jahrzehnten kolossal zugenommen. Man unterscheidet heute zwischen einer direkten und indirekten Antigenpräsentation. Unter der direkten Erkennung versteht man die Antwort von Empfänger T-Zellen auf intakte MHC-Peptide. Unter der indirekten Erkennung versteht man die Antwort auf MHC-Peptide des Empfängers, die auf Empfänger eigenen Antigen präsentierenden Zellen vorhanden sind und Folge eines ersten direkten Immunkontaktes sind.[8]

Bei der Organtransplantation erfolgt der erste Kontakt mit dem fremden Antigen, indem die Empfänger-T-Zellen mit den Zellen der Gefäßinnenseite des Transplantates reagieren. Die Reaktion eines ersten Kontaktes kann häufig als Endothelitis oder Vaskulitis histologisch erkannt werden. Dies ist ein wesentliches Zeichen einer akuten Transplantatabstoßung. Verstärkt und unterstützt werden diese Immunantworten durch die chirurgische Maßnahme der Transplantation als solche sowie durch die Antwort auf geschädigtes Gewebe. Dieser Ischämie-Reperfusionsschaden tritt in unterschiedlicher Ausprägung auf – ganz sicher abhängig von der Ischämiezeit. Er hat einen eindeutigen Effekt bei frühen Abstoßungsvorgängen. Vermittelt wird diese Reaktion über inflammatorische Zytokine und die Einwanderung von Gewebezellen des Empfängers in das Transplantat.[9]

Eine besondere Bedeutung bei den Abstoßungsvorgängen haben T-Zellen. Der T-Zellen-Rezeptor (TCR) ist ein Polypeptidmolekül mit konstanten und variablen Anteilen und einer außerordentlichen Diversität. Nur so ist es möglich, dass ein Organismus auf unterschiedlichste eindringende Viren, Bakterien und auch Transplantate jeweils spezifisch antworten kann. Eine aktivierte T-Zelle produziert eine Fülle von verschiedenen Cytokinen zur Regulation der Immunantwort. T-Zellen können in unterschiedlicher Weise differenzieren. In den vergangenen Jahren lag ein großes

---

[8] Medawar 1944: 176.
[9] Mandelbrot/Sayegh 2003: 25.

Forschungsinteresse auf dem Gebiet der Cytokinaktivierung von T-Zellen. Heute gilt als erwiesen, dass je nach Steuerung der Immunantwort entweder eine Abstoßung oder auch eine Toleranz des Transplantates induziert werden kann. Die Regulierung einer T-Zellen vermittelten Antwort ist zunächst von der T-Zellen Rezeptor vermittelten Reaktion bestimmt, aber es sind weitere co-stimulatorische Signale notwendig. Diese werden über Proteine der T-Zellen Oberfläche oder der Antigen präsentierenden Zelle vermittelt. Die Forschung hat sich in den letzten Jahren sehr viel mit den costimulatorischen Signalen beschäftigt, da die Hoffnung bestand, durch Blockade von Peptiden an der Zelloberfläche, die für die Co-Stimulation von Bedeutung sind, mittels monoklonaler Antikörper eine gezielte Immunsuppression vornehmen zu können, die eine Transplantatabstoßung verhindert, nicht aber die generelle Immunantwort des Körpers.[10]

Das Ziel, eine Toleranz zu erreichen, ist bisher nicht erreicht. Gewünscht wird eine vollkommene Verhinderung einer Immunantwort auf das Transplantat und damit jegliche Form der Abstoßung des Transplantates bei sonst intakter Immunität des Empfängers. Ansätze bei der Lebendspende, durch vorherige Transplantation von Knochenmark einen Status der Immuntoleranz zu erzeugen, sind bisher nicht durchgängig erfolgreich. Andererseits ist bei Transplantat-Empfängern, die aus verschiedenen Gründen Jahre nach der Transplantation ihre Immunsuppression abgesetzt haben, eine Form der Toleranz beobachtet worden, die ganz offensichtlich zu einer dauerhaften Funktion des Transplantates führt. Zellen des ursprünglichen Transplantat-Spenders können in der Peripherie des Empfängers z.B. durch Hautbiopsien detektiert werden und unterliegen ganz offensichtlich keinen Abstoßungsvorgängen. Dies wird als Mikrochimerismus bezeichnet. Viele Forschungsanstrengungen der letzten Jahre haben sich damit beschäftigt, ein möglichst engmaschiges immunologisches Monitoring eines Transplantatempfängers durchzuführen. Keine der hier entwickelten Methoden hat jedoch geholfen, frühzeitig und zuverlässig Abstoßungsvorgänge zu erkennen. Immer noch muss daher heute der Beweis einer Abstoßung histologisch geführt werden. Biopsien können jedoch in aller Regel erst dann durchgeführt werden, wenn es klinische Zeichen der Verschlechterung der Transplantatfunktion gibt, wie z.B. ein Kreatininanstieg bei der Nierentransplantation. Damit ist eine frühzeitige prospektive Erkennung einer Abstoßung nicht möglich.[11]

---

[10] Lakkis 1998: 2361.
[11] Nast/Cohen 2005.

Medizinische Aspekte der Organtransplantation

Basis für die Zuteilung von Nierentransplantaten ist heute in allen Verteilungsorganisationen weltweit eine möglichst gute Übereinstimmung in den HLA-Faktoren. Durch viele große internationale Studien ist bekannt, dass es bei guter Übereinstimmung der HLA-Faktoren zu einer langfristig erfolgreichen Transplantation kommt. Um dies zu erreichen, ist heute die Testung der HLA-Faktoren von Spender und Empfänger Routine und die Durchführung einer Crossmatch-Untersuchung, bei der akut geklärt wird, ob eine hyperakute Abstoßung zwischen Transplantat und Empfänger stattfinden würde.

Die Verteilung der HLA-Faktoren folgt den Mendelschen Gesetzen, so dass prinzipiell von einem Elternpaar vier unterschiedliche HLA-Muster bei den Kindern im zu erwarten sind. Man erkennt auch unschwer, dass eines der Kinder im Haplotyp identisch zu Kind zwei und drei ist und keine Übereinstimmung mit Kind vier hat. Da die Chance der genetischen Verteilung unter den vier Möglichkeiten bei mehreren Nachkommen gleich ist, kann durchaus unter Geschwistern eine komplette Übereinstimmung der HLA-Faktoren beobachtet werden und damit eine extrem günstige Voraussetzung für eine Lebendspendetransplantation. Die Testung der HLA-Faktoren erfolgt durch einen so genannten Mikrozytotoxizitätstest, der bereits 1964 von Terasaki entwickelt wurde und immer noch die Basisdiagnostik in der Immunologie darstellt.[12]

Moderne Verfahren mit DNA-Typisierung in PCR (polymerase chain reaction)-Technik rücken heute insbesondere bei der Bestimmung der Klasse II Antigene an die Stelle der ursprünglichen Methoden. Wegen des größeren Zeitaufwandes sind diese Untersuchungen auf den Organempfänger beschränkt. Spenderuntersuchungen werden immer noch mit den herkömmlichen Verfahren durchgeführt. Auch für den vor der Transplantation erforderlichen Crossmatch stehen unterschiedliche Verfahren zur Verfügung. Ziel des Testes ist es, zytotoxische Immunglobuline, die gegen die HLA-Faktoren der Spender gerichtet sind, zu erkennen. Diese Untersuchung ist besonders dann von Bedeutung, wenn der als Empfänger vorgesehene Patient gegen fremde HLA-Faktoren sensibilisiert ist. Dies kann nach Schwangerschaften, Transfusionen von Blutkonserven oder durch vorausgegangene Transplantation erfolgt sein.

In der Praxis bedeutet dies in Deutschland, dass die nach dem Transplantationsgesetz (TPG) beauftragte Vermittlungsstelle Eurotransplant in Leiden für den Bereich der Nierentransplantation, aber auch bei anderen

---

[12] Terasaki/Ozawa 2004.

Transplantationen, die HLA-Faktoren der Patienten auf der Warteliste gespeichert hat.

Eine Kontrolle der zytotoxischen Antikörper muss in regelmäßigem Abstand erfolgen, um eine frühzeitig entstehende Sensibilisierung, aber auch Desensibilisierung zu erkennen. Eine möglichst optimale Übereinstimmung im HLA-System ist für die Nierentransplantation in der Verteilungssystematik von Eurotransplant ein entscheidender Faktor. Eine weitere Voraussetzung für die Zuteilung eines Transplantates für einen bestimmten Empfänger ist die Kompatibilität im ABO Blutgruppensystem. Durch Beachtung dieser medizinischen Faktoren, die ein eindeutiges Erfolgskriterium für die Transplantation darstellen, wird den Vorgaben des deutschen Transplantationsgesetzes hinsichtlich einer Verteilung, die sich nach Erfolgsaussicht und Dringlichkeit richten soll, Rechnung getragen.[13]

2.1 Keine Transplantation ohne Immunsuppression

Aufgrund der geschilderten Immunvorgänge beim Transplantatempfänger ist eine immunsuppressive Behandlung erforderlich. Die aus den Anfängen der Transplantationsmedizin bekannten Schemata zur immunsuppressiven Behandlung mit Azathioprin und Cortison und evtl. Antilymphozytenglobulin (ALG) hatten ungünstige Einjahres-Funktionsraten und eine hohe Mortalität. Erst seit Einführung von Cyclosporin A in den 80er Jahren konnte ein signifikanter Anstieg der Transplantat-Funktionsraten beobachtet werden.

Mit der Einführung dieses Präparates sowie dem wenige Jahre später folgenden Tacrolimus sind die Erfolge der modernen Transplantationsmedizin erst möglich. Heute steht darüber hinaus Mycophenolatmofetil (MMF) als Ergänzung zur Verfügung sowie weitere Präparate, die sich durch eine hohe Spezifität der Immunsuppression bei relativ geringem Risikoprofil unterscheiden. Darüber hinaus ist es gelungen, humanisierte monoklonale Antikörper herzustellen, die bei praktischer Nebenwirkungsfreiheit ein hohes Maß an Transplantatsicherheit in der ersten gefährlichen Phase der Immunantwort ermöglichen.[14]

---

[13] Bundesärztekammer 2003; Webster et al. 2004.
[14] European Mycophenolate Mofetil Cooperative Study Group 1995: 1321.

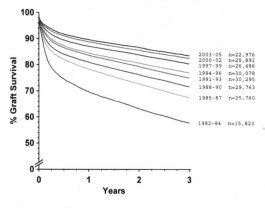

Abb. 1: Ergebnisse der Nierentransplantation in unterschiedlichen Jahren
Entnommen: URL http://www.ctstransplant.org/ [17. Juli 2008]

Cyclosporin A und Tacrolimus werden als Calcineurin-Inhibitoren bezeichnet. Beide greifen in die Immunantwort ein, indem Calcineurin blockiert wird, das in der T-Zelle eine bedeutende Vermittlerrolle spielt zwischen der Erkennung von Immunsignalen der Antigen präsentierenden Zelle sowie der Transmission der Signale hin zum Zellkern, der dann zur Zellteilung angeregt werden soll. Beide Substanzen müssen täglich eingenommen werden, sind so genannte Critical Dose Drugs, d.h. dass eine regelmäßige Überwachung der Blutspiegel notwendig ist. Beides sind hochpotente Medikamente, beide haben jedoch ein dosisabhängiges Nebenwirkungsprofil. Bei der Einnahme dieser Präparate sind umfängliche Interaktionen zu anderen Medikamenten zu beachten, die um biochemische Abbauwege in der Leber miteinander konkurrieren. Dies gilt für eine Reihe von Medikamenten wie Tuberkulostatika, antikonvulsive Medikamente, Kalziumkanalblocker, Fungizide, Antibiotika, Histaminblocker und andere. Ein intensives Monitoring der Therapie ist auch deshalb notwendig, da es durch diese Medikamente bei Überdosierung zu einer Gefäßschädigung und chronisch interstitiellen Fibrosen, also zu einer Vernarbung in den Transplantaten kommen kann. Diese Veränderungen sind einer chronischen Abstoßung sehr ähnlich. Als Basisimmunsuppressivum gilt heute ferner MMF. Dieses Präparat inhibiert ein Enzym der Eiweißsynthese und greift damit direkt in die Zellteilung und Zellvermehrung der immun-kompetenten Lymphozyten ein. Während alle anderen immunsuppressiven Präparate mehr durch Ausprobieren und Erfahrung Eingang in den klinischen Alltag gefunden haben, sind mit MMF umfangreiche multinationale klinische Studien durchgeführt worden, die zur Zulassung des Präparates geführt haben, nachdem die Überlegenheit des Präparates gegenüber anderen bewiesen war.[15]

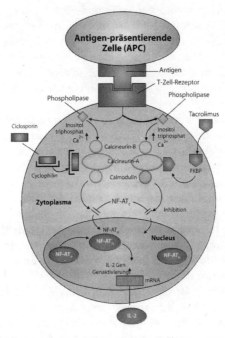

Abb. 2: Intrazelluläre Wirkung von Tacrolismus und Ciclosporin A
Entnommen: Kirste 2003

Eine weitere Gruppe von Medikamenten zur Immunsuppression sind TOR[16]-Inhibitoren (Sirolimus, Everolismus). Beide inhibieren eine Kinase, die bei der Proliferation von T-Zellen eine wesentliche Rolle spielt. Teil jedes immunsuppressiven Protokolls ist heute immer noch Cortison. Wir-

---

[15] Niblack/Johnson/Williams 1987.
[16] TOR steht dabei für »target of rapamycin«.

kungsweise und Angriffspunkte von Cortison in der Immunantwort sind weniger bekannt als bei allen anderen genannten Präparaten, dennoch ist die Wirksamkeit erwiesen. Die Nebenwirkungen von Cortison sind beträchtlich, besonders bei jungen Transplantatempfängern sind die Reduktion des Größenwachstums, Osteoporose und Osteonekrose unter Umständen so schwerwiegend, dass eine Reduktion von Cortison oder eine kortisonfreie Behandlung versucht werden sollte.

In den Anfängen der Transplantationsmedizin standen neben den genannten Immunsuppressiva nur polyklonale Antikörper zur Verfügung. Hierbei handelt es sich um Antikörperfraktionen, die gewonnen wurden, nachdem entweder Pferden oder Kaninchen humane Lymphozyten implantiert wurden. Das gewonnene Serum hatte eine hohe Wirksamkeit, sowohl als Induktionstherapie direkt nach der Transplantation als auch bei der Behandlung von Abstoßungen. Das Spektrum der Nebenwirkungen der Präparate war erheblich.[17]

1987 war der erste monoklonale Antikörper als Immunsuppressivum erhältlich und wurde OKT3 genannt. Dieser war speziell gegen den T-Zell-Rezeptor gerichtet. Die Herstellung erfolgte in der Maus. Der Einsatz des Präparates war limitiert durch teils gravierende Akutreaktionen sowie durch eine häufig auftretende Entwicklung von Anti-Maus-Antikörpern, die zumindest einen Zweiteinsatz des Präparates unmöglich machten. Erst die Entwicklung von humanisierten monoklonalen Antikörpern gegenüber den IL-2 Rezeptoren (Daclizumab u. Basiliximab) führte zu völlig neuen klinischen Anwendungsmöglichkeiten in der Induktionstherapie sowie bei Abstoßungen. Heute gibt es eine ganze Reihe weiterer monoklonaler Antikörper, die sich gegen unterschiedliche Peptide der Oberflächen der Antigen präsentierenden Zelle bzw. der T-Zelle richten. Sie werden derzeit in klinischen Studien untersucht. Hoffnungen, mit einer gezielten Blockade einzelner Oberflächenstrukturen der T-Zelle eine Toleranz zu induzieren, sind bisher im klinischen Alltag noch nicht erfüllt worden. Dennoch sind diese Entwicklungen für die Zukunft der immunsuppressiven Therapie von großer Bedeutung.[18]

Mit der Verwendung verschiedener immunsuppressiver Therapieprotokolle, angepasst an das jeweilige Profil des Empfängers, konnten die Ergebnisse der Transplantation aller Organe dramatisch verbessert werden.

Die Ein-Jahresfunktionsrate bei der Niere liegt heute bei über 85% in guten Transplantationszentren. Ungelöst sind nach wie vor das Erkennen

---

[17] Wood 2001.
[18] Whiting et al. 2000.

und die Behandlung chronischer Transplantatabstoßungen. In aller Regel werden chronische Abstoßungsvorgänge erst durch einen irreversiblen progredienten Funktionsverlust des Transplantates erkannt. Auch Routinebiopsien der Transplantate zu festgelegten Zeitpunkten haben dieses Problem nicht generell lösen können. Es gibt sehr viele Transplantatempfänger, die über Jahrzehnte eine gute Transplantatfunktion behalten, ohne dass je Anzeichen einer akuten oder chronischen Abstoßung beobachtet werden. Die Ursache, warum es in Einzelfällen zu einer so guten Funktion und geringer Immunantwort auf das Transplantat kommt, ist unklar. Ein Schwerpunkt der Forschung ist das Gebiet der Verhinderung einer frühzeitigen Immunantwort und damit des »Nicht-Selbst-Erkennens«. Damit soll eine chronische Abstoßung verhindert werden. Es bleibt abzuwarten, ob die jetzt in Erprobung befindlichen biologischen Substanzen diese Hoffnung erfüllen und das endgültige Ziel immunsuppressiver Therapie – nämlich die Toleranzinduktion – erreicht werden kann.

3. Möglichkeiten der Transplantationsmedizin und Alternativen

Aus medizinischer Sicht können heute eine Vielfalt von verschiedenen Zellen, Gewebeteilen, Organen oder ganzen Organsystemen transplantiert werden. Vielfach stellt sich die Frage nicht nach der technischen Durchführbarkeit, sondern nach sinnvollen und langfristig erfolgreichen Therapieformen sowie nach der ethischen Vertretbarkeit bzw. Verfügbarkeit der Organe oder Gewebe. Organspezifisch muss auch die Frage beantwortet werden, inwieweit Alternativverfahren als Überbrückung bis zu einer Transplantation oder dauerhaft zur Verfügung stehen. Indikationen zur Transplantation können sich entweder aus vitaler Indikation ergeben, wie bei der Herz- oder Lebertransplantation, d.h. ein Überleben eines Patienten ist ohne eine manchmal schnellstmögliche Transplantation nicht länger zu sichern. Andere Transplantationsverfahren, wie die Nieren- oder Pankreastransplantation, haben eine Steigerung der Lebensqualität und eine langfristige Verhinderung krankheitsbedingter Komplikationen zum Ziel. Andere Transplantationsverfahren werden durchgeführt, weil sich aus funktionaler oder kosmetischer Sicht Verbesserungen ergeben, z.B. bei der Transplantation der Hände oder von Teilen des Gesichts.

Medizinische Aspekte der Organtransplantation

3.1 Niere

Die Nierentransplantation ist die heute am häufigsten durchgeführte Art der Organverpflanzung. Unterschiedliche Schätzungen rechnen mit 50– 60 Neuerkrankungen terminaler Niereninsuffizienz pro Mio. Einwohner pro Jahr. Nicht alle dieser Patienten sind für eine Transplantation geeignet – weniger wegen der Grunderkrankung, sondern wegen zu hohen Alters oder häufig gleichzeitig bestehender schwerwiegender kardio-vaskulärer Erkrankungen.
Kontraindikationen zur Nierentransplantation ergeben sich allenfalls bei nicht behandelten malignen Erkrankungen und nicht beherrschbaren systemischen Infektionen, wie Hepatitis B oder HIV. Ansonsten erscheinen alle terminal niereninsuffizienten Patienten prinzipiell geeignet, auf die Warteliste zur Transplantation aufgenommen zu werden. Begleiterkrankungen, die während der Wartezeit zur Transplantation auftreten, können allerdings eine Transplantation als nicht erfolgreich erscheinen lassen. So gesehen müsste die Zahl der Patienten auf der Warteliste zur Transplantation in Deutschland noch viel höher sein, als dies derzeitig der Fall ist. Die Zahl der Neuanmeldungen auf die Warteliste stagniert möglicherweise gerade deshalb, weil dem Patienten angesichts einer Wartezeit von fünf bis sechs Jahren die Durchführung der umfangreichen Voruntersuchungen nicht sinnvoll erscheint oder weil Patienten im Vorhinein beraten werden, das Alternativverfahren »Dialyse« beizubehalten. Die Erfolge und Ergebnisse der Dialyse als Behandlung der terminalen Niereninsuffizienz sind sowohl durch die klassische Hämodialyse als auch durch die CAPD (kontinuierliche ambulante Peritonealdialyse) in den letzten Jahren deutlich verbessert worden. Dennoch ist die Überlebenswahrscheinlichkeit nach einer erfolgreichen Transplantation deutlich höher und die Lebensqualität ungleich unbeschwerter als die Fortführung eines zeitlich und körperlich stark beanspruchenden Hämodialyseverfahrens oder der CAPD.[19]
Die Niere hat die Funktion, den Körper von Substanzen zu entgiften, die vor allem im Eiweißhaushalt als Endprodukte anfallen. Sie regelt den Wasser- und Elektrolythaushalt des Körpers, den Blutdruck, hat einen regulierenden Einfluss auf den Säure-Basenhaushalt und auf eine Reihe hormoneller Funktionen für Blutbildung und Kalziumstoffwechsel. Zu unterscheiden ist zwischen Nierenerkrankungen, denen glomeruläre Veränderungen zugrunde liegen, also Veränderungen an den Filterorganen der Niere und Veränderungen im Nierenbecken (Pyelon), häufig bedingt

---

[19] Bolton 2003.

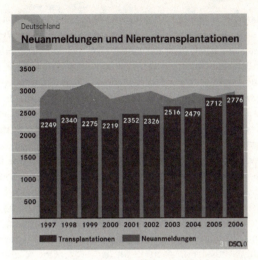

Abb. 3: Entnommen: Deutsche Stiftung Organtransplantation 2007: Abb. 20

durch aufsteigende Infektionen in den Harnwegen. Bedauerlicherweise werden Patienten erst dann bezüglich ihrer Nierenfunktion auffällig, wenn eine Unterscheidung nach der Ursache der Erkrankung auch histologisch sehr schwierig oder nicht mehr möglich ist. Andere, einer Nierenerkrankung zugrunde liegende Probleme können ein langjähriger Diabetes sein, eine übermäßige und langjährige Einnahme von bestimmten Analgetika, aber auch angeborene Erkrankungen, wie Zystennieren und Schrumpfnieren. Darüber hinaus gibt es sekundär bedingte Schädigungen der Nieren z.B. durch einen langjährigen nicht ausreichend behandelten Bluthochdruck. Die Zahl der Nierenfilterkörperchen (Glomerula) ist in einem erheblichen »Überfluss« angelegt, so dass bei einer Schädigung andere an deren Stelle treten. Erst wenn es trotz in Anspruchnahme der »ruhenden« Glomerula zu einer bereits erheblichen Einschränkung der glomerulären Filtrationsleistung gekommen ist, werden Nierenerkrankungen symptomatisch und Laborwerte wie Kreatinin oder Harnstoff steigen an. Trotz verschiedener Therapieversuche ist kurz oder langfristig neben der Transplantation eine künstliche Dialyse in Form der Hämodialyse oder CAPD die einzige Möglichkeit der Behandlung.[20]

Möglichst frühzeitig, idealerweise vor Einsetzen der Dialysepflichtigkeit, sollte die Indikation zur Aufnahme auf die Warteliste und zur Trans-

---

[20] Halloran/Melh/Barth 1999.

plantation überprüft werden. Wenn keine Möglichkeit zur Lebendspende besteht (s. unten), bleibt nur die Aufnahme auf die Warteliste oder die Überbrückung des Zustandes mit einem künstlichen Filtrationsverfahren.

Die Nierentransplantation ist heute ein standardisierter Eingriff, bei dem die neue Niere an die Beckengefäße des Empfängers angeschlossen wird und der Harnleiter an die Blase. Operative Komplikationen sind selten, wenn das Transplantat keine spenderbedingten Probleme aufweist und der Empfänger in einem gesundheitlich guten Zustand ist. Kardiovaskuläre Zusatzerkrankungen sollten beherrscht sein. Wie bei anderen Transplantationsverfahren ist nach der Übertragung der Niere eine lebenslange Immunsuppression und enge Überwachung des Patienten erforderlich.

Die Überwachung der Patienten erfordert ein umfangreiches Spezialwissen. Auftretende Probleme müssen erkannt werden. Seitens der Patienten ist ein hohes Maß an Compliance bezüglich der Einnahme der Medikamente und Einhaltung anderer Behandlungsvorschläge notwendig. Untersuchungen zufolge liegt die Zahl der Transplantate, die langfristig durch ein Nicht-Einhalten der immunsuppressiven Therapie verloren gehen, bei 20% bis 30%. Viele so genannte chronische Abstoßungen haben ihre Ursache in der Nichteinnahme (Vergessen) von Medikamenten. Auch bei guter Compliance ist jedoch die chronische Verschlechterung der Transplantatfunktion einer Niere das wesentliche, bisher nicht gelöste Problem langfristiger Nierentransplantationsnachsorge.[21]

3.2 Leber

Wenn die Funktion der Leber z.B. aufgrund einer Hepatitis oder akut nach einer Vergiftung versagt, ist keine Alternative zur Lebertransplantation gegeben. Das auffälligste Zeichen einer Lebererkrankung ist die Gelbverfärbung von Haut und Skleren. Diese ist bedingt durch einen fehlenden Umbau und Exkretion von Bilirubin über die Leber. Es gibt heute maschinelle Verfahren, ähnlich denen der Dialyse, Bilirubin aus dem Blut auszuwaschen. Damit ist jedoch nur ein winziger Teil der anstehenden biochemischen Probleme eines Leberversagens gelöst. Kontrollierte Studien über den Einsatz dieses Verfahrens fehlen. Als weitere Alternative zur Lebertransplantation hat es eine Reihe von Versuchen gegeben, das Blut extrakorporal durch Membranen zu leiten, die mit gesunden Leberzellen beschichtet waren. Auf diesem Wege wird die Leber entgiftet (vor allem

---

[21] Chari/Meyers 1996.

Bilirubin) und andere biochemische Tätigkeiten der Leber übernommen. Diese Zellen wurden in Bioreaktoren aus gesunden Leberzellen von Organspendern gezüchtet, bei denen aus verschiedenen Gründen die Leber als Transplantat nicht verwendet werden konnte.[22] Theoretisch kann mit solchen Verfahren kurzfristig eine Überbrückung der Leberfunktionsstörung erreicht werden. Langfristig ist durch Injektion solcher Leberzellen an einen Ersatz der Leber zu denken,[23] da diese Zellen die Gesamtfunktion oder die ausgefallenen Funktionen der Leber ersetzen können.

Dieses Verfahren wird derzeitig auch bei Kindern mit isolierten genetisch bedingten Leberenzymdefekten erprobt. Da bei Ausfall eines einzigen Leberenzyms eine gesamte Transplantation nicht notwendig erscheint, erhofft man sich durch eine Injektion gesunder Leberzellen, einen spezifischen Enzymdefekt heilen zu können.

Die Leber ist das wichtigste und größte Stoffwechselorgan des Menschen. Sie hat eine Fülle von lebenswichtigen Aufgaben als »Chemiezentrale des Körpers« in komplexen Stoffwechselvorgängen, Auf- und Umbauvorgängen von Kohlehydraten, Eiweiß und Fett, Entgiftungsfunktion und Speicherorgan für energiereiche Glukoseverbindungen, die bei Bedarf schnell mobilisiert werden können. Die Entgiftung der Leber erfolgt über die Galle. Des Weiteren hat die Leber eine Reihe von Funktionen im Abbau und Umbau körperfremder Stoffe, wie z. B. Arzneimittel, aber auch toxischer Substanzen, und trägt wesentlich dazu bei, Gerinnungsfaktoren herzustellen, die das Gerinnungssystem stabil halten.[24]

Bei den Lebererkrankungen ist zwischen angeborenen Enzymdefekten zu unterscheiden, die meist sehr früh in der Kindheit in Erscheinung treten, akuten oder chronischen Entzündungen der Leber, Hepatitis A, B, C, D und anderen Formen der Hepatitis, Gallenwegserkrankungen, bösartigen Tumoren, Zystenbildung, Vergiftungen etc.

Ein akutes Versagen der Leber ist meist durch Vergiftungen, z. B. Knollenblätterpilz oder Chemikalien, bedingt, seltener durch akut einsetzende Erkrankungen im Rahmen schwerer Verlaufsformen einer Hepatitis. Beim akuten Leberversagen gibt es keine Alternative zur Transplantation. Die geschilderten Versuche mit Leberzelltherapie oder auch extrakorporalen Perfusionsverfahren mit xenogenen Lebern von Schweinen und Schimpansen waren bisher ohne Erfolg. Wenn eine Indikation zur Lebertransplanta-

---

[22] Demetriou/Rozga 1996.
[23] Paulsen 1996.
[24] Ringers et al. 2007.

tion aufgrund einer akuten Hepatitis gestellt wird, beginnt ein Wettlauf mit der Zeit. Eine Leber muss schnellstens gefunden werden, da sich der Zustand dieser Patienten innerhalb von Stunden so dramatisch verschlechtert, dass eine Transplantation nicht mehr erfolgversprechend ist. Deshalb sind weltweit bei allen Verteilungsorganisationen für Transplantate besondere Dringlichkeitskategorien eingeführt, die es ermöglichen, schnellstmöglich, meist innerhalb von 2–3 Tagen, ein geeignetes Transplantat zur Verfügung zu stellen. Da die Leber auch bei Vergiftungen eine große Regenerationsfähigkeit aufweist, besteht für die behandelnden Ärzte die schwierige Aufgabe, den richtigen Zeitpunkt zur Meldung als hochdringlicher Patient zu finden und abzuwägen, ob die Leber noch regenerationsfähig ist. In einigen Transplantationszentren hat man in dieser Situation Teillebertransplantationen durchgeführt. Dabei wurde dem Empfänger ein Teil der eigenen Leber entfernt und ein entsprechender Teil der Transplantatleber übertragen.[25]

Mit diesem Verfahren möchte man erreichen, dass eine ausreichende Funktion der Leber gewährleistet wird, ohne dem verbleibenden Restgewebe die Möglichkeit zur Regeneration zu nehmen. In Einzelfällen ist es mit diesem Verfahren gelungen, zu einem späteren Zeitpunkt das Transplantat zu entfernen und die Immunsuppression zu beenden. Generell bleibt heute bei akutem Leberversagen nur die Möglichkeit einer schnellstmöglichen Transplantation.

Die Ergebnisse der Lebertransplantation sind von der Indikationsstellung abhängig. Kurzfristig sind die Ergebnisse bei akutem Leberversagen ungünstig, langfristig kann es aber zu sehr stabilen Situationen kommen.[26]

Eine zweite Indikationsgruppe sind Hepatitiden und Leberzirrhosen. Während Transplantationen bei Vorliegen einer aktiven Hepatitis B heute nur aufgrund der zwangsläufigen Rekurrenz der Grunderkrankung nur noch selten durchgeführt werden, stellt die Hepatitis C eine häufige Indikationsgruppe dar. Die Indikation zur Transplantation bei Alkohol-bedingter Hepatitis oder Leberzirrhose wird davon abhängig gemacht, dass über mindestens 6 Monate eine Alkoholabstinenz nachweisbar ist.

Maligne Erkrankungen der Leber nehmen eine zunehmend größere Gruppe von Indikationen ein. Dies liegt daran, dass trotz möglicher Rekur-

---

[25] European Liver Transplant Registry (ELTR). URL http://www.eltr.org/publi/news.php3 [27. Mai 2008].
[26] Colledan 2006.

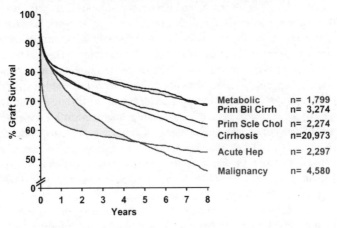

CTS Collaborative Transplant Study   L-75101-0207

Abb. 4: Ergebnisse der Lebertransplantation je nach Indikationsgruppe
Entnommen: URL http://www.ctstransplant.org/ [17. Juli 2008]

renz der Grunderkrankung Ergebnisse der Lebertransplantation nach einem hepatozellulären Karzinom oder fibrolaminären Karzinom der Chemotherapie bei weitem überlegen sind. Außerhalb der Leber metastasierte Malignome der Leber gelten auch heute noch als Kontraindikation für eine Lebertransplantation.

Die Lebertransplantation ist die größte abdominal-chirurgische Operation in der Medizin. Verschiedene Techniken sind entwickelt worden, bei denen teilweise die körpereigene Vena cava erhalten bleibt. 1977 wurde zusätzlich das Verfahren der Splitleber-Transplantation von Pichlmayr in Hannover entwickelt. Hierbei wird das Organ eines Spenders in einen linken und rechten Anteil geteilt, so dass die wesentlichen Strukturen der Gefäßversorgung der Leber mit Arterie, Pfortader und Gallenwegen Seiten getrennt erhalten bleiben und die abfließenden Venen anatomisch exakt getrennt werden. Mit diesem Verfahren können prinzipiell zwei Patienten mit einem Transplantat versorgt werden. Allerdings sind die Relation von Lebergröße und Körpergröße zu beachten. Split-Lebertransplantationen haben eine höhere Komplikationsrate auch bei Verwendung von sehr guten Spenderorganen und werden deshalb noch nicht routinemäßig angewandt.[27]

Aus der Technik der Split-Lebertransplantation hat sich die Technik der Lebend-Leberspende und -transplantation entwickelt. Dabei wird einem lebenden Organspender der rechte oder linke Anteil einer gesunden Leber entfernt und auf einen Empfänger übertragen. Das Verfahren wird vor allem bei Kindern angewandt, die aufgrund angeborener Enzymdefekte oder Gallengangsatresien nicht überlebensfähig sind. Hierbei stellt die Übertragung des linken Leberlappens von einem der Elternteile auf das Kind häufig die einzige Therapie dar, da ein größenkompatibles Spenderorgan nicht ausreichend schnell von einem postmortalen Organspender zur Verfügung steht. Durch die Anwendung der Leber-Lebendspende sind in einigen Zentren die Indikationen für Lebertransplantationen gerade bei Patienten mit malignen Grunderkrankungen erweitert worden. Das derzeitige Verteilungssystem für postmortale Lebern bevorzugt solche Patienten, die aufgrund von Hepatitiden, Leberzirrhosen oder akuten Erkrankungen eine Leber benötigen, da es sich an den Funktionsparametern der Leber orientiert. Patienten mit malignen Erkrankungen haben langfristig eine stabile Leberfunktion. Wachstum des Tumors oder eine Metastasierung des Tumors können einsetzen, bevor ein postmortales Transplantat auf der Warteliste zur Verfügung steht. Deshalb wurden in Einzelfällen auch Leber-Lebendspenden von Verwandten und Ehepartnern durchgeführt. Angesichts der Tatsache, dass in einzelnen Fällen ein Fortschreiten der Tumorerkrankung beobachtet wurde, wirft das Verfahren eine Fülle von ethischen Fragen auf. Besonders gilt dies dann, wenn ein Transplantat eines Lebendspenders akut versagt und aus dem knappen Pool zur Verfügung stehender Lebern postmortaler Spender ein akuter Ersatz gesucht werden muss. Die Entwicklung der Leber-Lebendspende stellt ein Musterbeispiel der Entwicklung einer hochtechnisierten, medizinischen und chirurgischen Technik dar. Die Wurzeln hierzu liegen in Japan, da es religiös bedingt kaum postmortale Organspender gibt. Insgesamt sind die Zahlen der Leber-Lebendtransplantationen weltweit im vierstelligen Bereich.

3.3 Herz

Die erste erfolgreiche Herztransplantation in der Nacht vom 3. auf den 4. Dezember 1967 in Kapstadt, durchgeführt von Christiaan Barnard,

---

[27] Scheld/Deng/Hammel 1997.

hat weltweites Interesse gefunden. Auch wenn der Patient Louis Washkansky nur 18 Tage überlebte und an einer Lungenentzündung verstarb, hat dies den Erfolg der Herztransplantationen in den nächsten Jahren und Jahrzehnten nicht aufhalten können. Norman Shumway (Stanforduniversity, Kalifornien), ist der Verdienst zu zuschreiben, dass die Herztransplantation zu einem Routineverfahren gemacht wurde.[28]

Auch heute noch entscheiden sich Herzchirurgen erst im Endstadium einer Erkrankung für die Transplantation. Dies nicht nur aufgrund des Organmangels, sondern weil differenzierte medikamentöse Therapien der Herzinsuffizienz, Einsetzen von Stents in das Korornarsystem und andere konservative Verfahren deutlich zur Verlängerung des Überlebens des Patienten beitragen können. Erst in jüngster Zeit sind aufgrund von Verbesserungen in der Therapie der schweren Herzinsuffizienz international die Leitlinien zur Aufnahme von Patienten auf die Warteliste zur Herztransplantation angepasst worden.[29]

Gleichzeitig wurden Alternativverfahren (Kunstherz) entwickelt. Die Verbesserung der Technik der Kunstherzen mit einer Überlebenschance von mehreren Jahren hat zu einer verbreiteten Anwendung geführt. Es ist allerdings bei fast allen Herzen ein extrakorporaler Anschluss zur Energieversorgung in bestimmten Zeitabständen erforderlich. Erst der jüngst berichtete Einsatz des ABIOCOR®, bei dem eine transcutane Energietransmission durch die Haut zu einer implantierten Batterie möglich ist, könnte dieses Problem lösen. Ein solches System wurde erstmalig in Europa im Herzzentrum Bad Oeynhausen implantiert. Der Erfolg der Implantation von Kunstherzen, kurz- und langfristig, kann jedoch über die hohe Rate an Komplikationen nicht hinweg täuschen. Ein Großteil der Kunstherzen wird in der Hoffnung eingesetzt, eine Überbrückung bis zu einer erfolgreichen Vermittlung eines Organtransplantates zu erreichen. Leider können die auftretenden Komplikationen durch das Einsetzen eines Kunstherzens u. U. die Möglicheit einer späteren erfolgreichen Organtransplantation verbauen. Dennoch stellen sie für viele heute die einzige Alternative zur Transplantation dar. Andere Verfahren zur alternativen Behandlung für Herztransplantationen sind erweiterte Implantationsverfahren von Herzklappen. Hier erfolgen heute intensive Forschungen, unterschiedliche Stammzellen als Ausgangsprodukt für menschliches Ersatzgewebe zu verwenden. Herzklappen werden mit Stammzellen über-

---

[28] The International Society For Heart & Lung Transplantation (ISHLT). URL http://www.ishlt.org/ [27. Mai 2008].
[29] Beyersdorf/Martin 2005.

schichtet und dann implantiert. Unter Verwendung von xenogenen Klappen scheint es möglich zu sein, menschliche Klappen nachzuahmen. Erste Erfahrungen der MHH in Hannover belegen, dass bei Kindern ein Mitwachsen der implantierten humanisierten Klappen beobachtet werden kann. Eine weitere Therapiealternative zur Herztransplantation stellt die intracoronare Injektion von mononuklearen Knochenmarkszellen bei einem durch einen Herzinfarkt geschädigten Herzmuskel dar. Allerdings zeigten Untersuchungen, dass mit diesem Verfahren noch kein Effekt auf die linksventrikuläre Funktion erreicht wird.[30]

Indikationen zur Herztransplantation bestehen bei dilatativen Kardiomyopathien, ischämisch bedingten Kardiomyopathien, einer globalen terminalen Herzinsuffizienz aufgrund anderer Ursachen, z. B. Herzklappenfehlern oder Herzmuskelentzündungen sowie bei angeborenen Herzfehlern, die nicht kurativ operiert werden können. Da viele Herzerkrankungen gleichzeitig zu einer Schädigung der Lungen führen können oder eine pulmonale Hypertonie bedingen, kann eine Kombinationstransplantation notwendig sein. Auf die Auswahl geeigneter Organspender für die Herztransplantation ist besonderer Wert zu legen. Während eine Übereinstimmung im ABO Blutgruppensystem unabdingbar ist, scheinen die HLA-Gewebemerkmale keine besondere Bedeutung für das Ergebnis der Herztransplantation zu haben. Ohnehin ist eine Testung der Organspender im Akutfall aufgrund der kurzen Ischämietoleranz eines Herzens kaum möglich. Derzeit wird eine Ischämiezeit zwischen Entnahme beim Spender und Transplantation von unter 6 Stunden angestrebt. Auch die Herztransplantationstechnik ist in erfahrenen Zentren heute standardisiert. Unter Einsatz der Herz-Lungen-Maschine erfolgt eine Entnahme des erkrankten Organs, das dann mit dem Spenderorgan an gleicher Stelle eingesetzt wird.[31]

Mehr noch als andere Transplantationen ist bei der Herztransplantation eine konsequente und engmaschige Nachsorge erforderlich, bei der EKG-Veränderungen kontrolliert und ggf. Herzmuskelbiopsien durchgeführt werden, um die immunsuppressive Therapie anzupassen. Da für die Herztransplantation keine Alternative zur Verfügung steht und auch beim Versagen eines Transplantates eine Re-Transplantation wenig Erfolg versprechend ist, wird eine starke immunsuppressive Therapie nach einer Herztransplantation angewendet. Damit sind die typischen Medikamenten-bedingten Komplikationen häufiger als nach anderen Transplantationsverfahren, ein weiterer Grund für eine engmaschige Nachsorge.

---

[30] Griffith 1992.
[31] Stuart/Bartley/Griffith 1992.

3.4 Lunge

Die Atemnot ist das Leitsymptom jeder Lungenerkrankung. Die Lunge ist für den Gasaustausch zwischen der Außenluft und dem Blut des Körpers unerlässlich. Es gibt eine Reihe von Lungenerkrankungen, die meist schleichend über Jahre zu einer Einschränkung des Sauerstoffaustausches zwischen Alveolen und dem Luftkreislauf führen. Diese Erkrankungen können angeboren sein, wie die Mukoviszidose. Es kann sich aber auch um Formen der pulmonalen Hypertonie oder um ein schweres Lungenemphysem handeln sowie um Fibrosen, d. h. Verdickungen der Membranen zwischen Blutkreislauf und Alveolen. Abhängig von der Grunderkrankung, ist eine Übertragung einzelner Lungen, rechts oder links oder einer Doppellunge erforderlich, bei gleichzeitiger Herzerkrankung häufig auch in Kombination mit einer Herztransplantation. Die Ergebnisse der Lungentransplantation haben sich in den letzten fünf bis zehn Jahren erheblich verbessert. Besonders die Erfahrungen des weltweit größten Lungentransplantationszentrums in Hannover haben gelehrt, dass viele Organspender, die früher aufgrund von Sekret in der Trachea oder ödematösen Veränderungen für eine Transplantation abgelehnt worden sind, inzwischen dennoch erfolgreich transplantiert werden können. Alternativen zu einer Lungentransplantation gibt es für die Patienten im Endstadium nicht. Über Jahre hinaus ist eine Überbrückung durch externe Sauerstoffzufuhr möglich, kann jedoch die Grunderkrankung nicht beherrschen. Weitere Therapiealternativen zur Transplantation stehen in der Akutphase bei einem Lungenversagen in Form der extrakorporalen Membranoxygenierung (ECMO) zur Verfügung. Dieses ursprünglich zur Behandlung des akuten Lungenversagens in der Intensivmedizin entwickelte Verfahren wird heute auch zur Überbrückung für Patienten angewendet, die konservativ nicht mehr behandelbar sind und auf ein geeignetes Transplantat warten.[32]

3.5 Pankreas

Die Bauchspeicheldrüse trägt durch Exkretion eines stark Amylase-haltigen Sekretes in den Darm wesentlich zur Verdauung von Eiweißen und Fetten bei. Darüber hinaus hat das Pankreas eine Reihe von endokrinen Funktionen, von denen die Steuerung des Zuckerhaushaltes durch Insulinabgabe die Wesentliche ist. Insulin wird direkt in das Kreislaufsystem abge-

---

[32] Pirsch/Sollinger/Smith 2005.

geben. Da das abströmende Blut des Pankreas über die Pfortader durch die Leber fließt, ist der erste Wirkungsort des Insulins die Leber. Bei älteren Menschen kann es zu einer zunehmenden Verringerung der Insulinabgabe durch zunehmende Sklerosierung der Pankreasinseln bzw. der zuführenden Gefäße kommen. In den Pankreasinseln, die verstreut über das gesamte Organ liegen, finden sich vornehmlich die so genannten Langerhansschen-Zellen, die für die Produktion des Insulins verantwortlich sind. Auch andere Zellen mit endokrinen Funktionen, wie Somatostatin, Glucagon usw., sind in den Inseln lokalisiert. Wenn im Alter die Insulinabgabe weniger wird, spricht man vom Altersdiabetes. Dieser ist prinzipiell zu unterscheiden von dem juvenilen Diabetes, auch Typ I Diabetes genannt. Hierbei handelt es sich entweder um eine genetisch bedingte Erkrankung mit fehlender eigener Insulinproduktion, oder der Typ I Diabetes tritt aufgrund von Autoimmunerkrankungen oder viralen Entzündungen auf. Die Genese des Diabetes Typ I ist nicht hundertprozentig geklärt. Beim Diabetes Typ I kommt es zu schwerwiegenden Komplikationen an anderen Organsystemen, insbesondere zu einer Niereninsuffizienz, Neuropathie, schwerwiegenden Augenhintergrundsveränderungen bis zur Erblindung und gleichzeitig einer erheblichen Zunahme der Arteriosklerose. Ein frühzeitiger Ersatz des Insulins durch Injektion ist notwendig, kann jedoch die genannten Komplikationen nicht verhindern. Eine schwerwiegende Komplikation ist die zunehmende Verschlechterung der Nierenfunktion. Erste Zeichen können eine vermehrte Albuminurie sein, d.h. eine Zunahme der Eiweißausschüttung aufgrund zerstörter Glomerula. In diesem Stadium ist das Fortschreiten der Nierenerkrankung nicht mehr aufzuhalten. Vielfach ist die Kombination einer Pankreas- und Nierentransplantation die einzige Therapiealternative.[33]

Die Indikation sollte so früh wie möglich gestellt werden, da das gleichzeitige Fortschreiten kardiovaskulärer Erkrankungen eine zusätzliche Kontraindikation darstellen kann, aufgrund der erhöhten operativen und postoperativen Morbidität. Patienten, die zur kombinierten Pankreas-Nierentransplantation angemeldet sind, werden im Verteilungssystem aller Organisationen weltweit bevorzugt, da mit dem Einsetzen einer Albuminurie, mehr jedoch mit dem gleichzeitigen Bestehen einer terminalen Niereninsuffizienz beim Diabetes Typ I, die Lebenserwartung auf wenige Jahre sinkt. Alle alternativ eingeführten Verfahren zur Beseitigung eines Diabetes Typ I mit gesteuerten Insulinpumpen können die generelle Ent-

---

[33] The International Pancreas Transplant Registry (IPTR). URL http://www.iptr.umn.edu/ [27. Mai 2008].

wicklung der Erkrankung nicht aufhalten. Da das Vorliegen eines Diabetes Typ I aufgrund der familiären Konstellation und durch die Notwendigkeit, Insulin zu injizieren, sehr frühzeitig bekannt ist, sind Versuche, den Typ I durch eine Pankreastransplantation frühzeitig kurativ zu behandeln, unternommen worden. Die singuläre Pankreastransplantation hat bisher jedoch sehr schlechte Erfolgsraten. Ganz offensichtlich ist das Pankreas ein Organ, das eine starke Immunantwort des Empfängers auslöst. Trotz hoher immunsuppressiver Therapien sind langfristige Erfolge einer isolierten Pankreastransplantation bei noch bestehender Nierenfunktion immer noch unter 30% nach einem Jahr.[34]

Da für die Behandlung des Diabetes Typ I nur die Übertragung der Inseln aus dem Pankreas notwendig ist, kann auf die Übertragung des ganzen Organs, einschließlich der exokrinen Funktion, verzichtet werden. Zur Behandlung des Diabetes Typ I bietet sich eine Inselzelltransplantation oder Inseltransplantation an. Anfängliche Versuche dieses Verfahrens scheiterten an der Unmöglichkeit, Inseln in ausreichend funktionsfähigem Zustand aus dem Organ zu lösen. Erst Methoden der Edmonter Arbeitsgruppe haben erlaubt, in ausreichender Zahl funktionsfähige Inseln zu gewinnen. Ein längerfristiges Funktionieren der Inseln, messbar an HbA1c, wird heute bereits als Erfolg der Inseltransplantation gewertet. Die Insulinfreiheit lässt sich nur bei einer geringen Anzahl von Patienten erreichen. Dies hat sich auch nach Einführen spezieller immunsuppressiver Protokolle nicht entscheidend geändert, selbst dann, wenn Kortison als Basistherapeutikum und potentiell besonders inselzellschädigendes Medikament weggelassen wird. Bei der zurzeit hauptsächlich gewählten Form der Inseltransplantation werden die gereinigten Inseln mittels eines transhepatischen Zuganges intraportal injiziert. Mit Sedation der Inseln im Kapillarsystem der Leber wird eine möglichst physiologische Zufuhr von Insulin erreicht. Verfahren, die, statt der Inseln als ganzes Organ, Inselzellen isolieren und transplantieren, sind erfolglos.

Daher gilt heute die Kombination einer Pankreas- und Nierentransplantation beim Vorliegen einer Typ-I-Diabetes bedingten Nierenschädigung als bestes Therapieverfahren für diese Patientengruppe. Es sind eine Reihe von Techniken zur Pankreastransplantation in der Vergangenheit erprobt worden. Die Verschiedenheit der Techniken und der Wandel zeigen Schwierigkeiten im Umgang mit dem exokrinen Sekret der Drüse. Da Anastomosen des Pankreas zum Darm früher als besonders insuffizient gefährdet galten, wurde in den Anfängen eine Anastomosierung an die

---

[34] Shapiro et al. 2000.

Blase durchgeführt. Der hohe Verlust an alkalischen Valenzen über das Pankreassekret sowie das Auftreten von hämorrhagischen Zystitiden hat zu einem Wandel der Technik geführt. Heute wird die Pankreastransplantation durch Anastomisierung des duodenalen Segments des Spenderpankreas an eine hohe Dünndarmschlinge des Empfängers durchgeführt. Beim längerfristigen Funktionieren des Pankreas ist heute nachweisbar, dass es zu einer deutlichen Verlangsamung bzw. zum Aufhalten diabetischer Komplikationen kommt.[35]

3.6 Dünndarm

Bei jeder Dünndarmtransplantation wird zwangsläufig sehr viel lymphatisches Gewebe mit transplantiert. Damit kommt es zu einer speziellen Immunreaktion. »Graft versus host Reaktionen« nach Dünndarmtransplantationen waren nicht ungewöhnlich. Erst nach Einführung potenter immunsuppressiver Medikamente fand die Dünndarmtransplantation weitere Verbreitung. Der Dünndarm hat eine wesentliche Funktion bei der Nahrungsaufnahme, insbesondere der Adsorption von Kohlenhydraten und Fetten. Indikationen für eine Dünndarmtransplantation ergeben sich, wenn diese Funktion durch die Kürze des Dünndarms nicht mehr gewährleistet ist, wie sie nach multiplen vorausgehenden Operationen eintreten kann, z. B. auf Grund eines Morbus Crohn oder beim Gardner-Syndrom. Andere Malabsorptionssyndrome unklarer Ursache können ebenfalls eine Indikation darstellen. Die Technik der Dünndarmtransplantation besteht heute in einer zentralen Anastomisierung der zu- und abführenden Gefäße, meist unter Verwendung eines temporären Ileostomas, um die Schleimhaut beobachten und eventuell auftretende Abstoßungsvorgänge frühzeitig diagnostizieren zu können. Die gleichzeitige Mittransplantation des Dickdarms wird nur noch sehr selten durchgeführt. Dies gilt auch für spektakuläre Verfahren, wie Multiorgantransplantationen, bei denen neben dem Dünndarm, Leber, Magen und Bauchspeicheldrüse mit verpflanzt werden. Nur wenige Zentren führen diese Transplantationsverfahren durch. Die Indikationsstellung ist außerordentlich eingeschränkt, z.B. bei Desmoidtumoren (gutartigen Tumoren) mit Verschluss der Arterien des Darms und des Darmlumens.[36]

---

[35] Tyden/Groth 1992.
[36] Barth /Bartlett 2007 sowie Hoffmann/Lee/Schraut 1992.

3.7 Cornea

Die Hornhaut ist der durchsichtige außen liegende Teil des Augapfels. Trübungen der Hornhaut können so schwerwiegend sein, dass die Sehfähigkeit schwindet. Ursache dafür sind Infektionen durch Viren, aber auch angeborene Erkrankungen sowie Verletzungen und Hornhautgeschwüre. Die Corneatransplantation ist das zahlenmäßig am häufigsten durchgeführte Transplantationsverfahren in Deutschland. Der Bedarf wird auf ca. 8.000 bis 10.000 Transplantationen geschätzt. Die Technik der Transplantation besteht in einem Implantat von Hornhautgewebe, das eine Scheibe der alten Cornea ersetzt. Da die Hornhaut keine oder nur sehr wenige lebende Zellen enthält, sind die Immunvorgänge gering und es ist keine immunsuppressive Therapie erforderlich. Bei Re-Transplantationen sollten die HLA-Gewebefaktoren beachtet werden.

3.8 Herzklappen

Das menschliche Herz hat vier Herzklappen, die eine wichtige Ventilfunktion haben. Regelmäßiges Öffnen und Schließen der Herzklappen ist für die Pumpfunktion des Herzens unerlässlich. Mangelnde Öffnung der Herzklappe (Stenose) oder Undichte (Insuffizienz) können die Pumpfunktion maßgeblich beeinflussen. Ursachen für Störungen an den Herzklappen sind angeborene Fehlbildungen, Infektionen, rheumatische Erkrankungen oder Arteriosklerose. Häufig ist eine operative Korrektur der Herzklappe möglich, nur in ausgewählten Fällen ist operativer Ersatz erforderlich. Es gibt eine große Anzahl von mechanischen künstlichen Herzklappen, die anstelle humanen Gewebes verwandt werden. Diese Kunststoff- oder Metallklappen sind deutlich verbessert worden, erfordern jedoch eine Blutverdünnung durch gerinnungshemmende Medikamente. Biologische Herzklappen, xenogenen oder humanen Ursprungs, sind häufig der bessere Ersatz. Humane Klappen (Homografts) sind besonders dann unersetzlich, wenn eine akute bakterielle Entzündung vorliegt oder bei Korrekturen angeborener Herzklappenfehler bei Kindern.

3.9 Gliedmaßen und Gelenke

Die autologe Transplantation von Gewebeteilen, Gliedmaßen (z. B. Finger), ist in der Wiederherstellungschirurgie ein häufig angewandtes Verfahren, das schon aus dem Altertum bekannt ist. So können durch Unfall verloren gegangene Finger häufig so durch Zehen ersetzt werden, dass eine befriedigende Funktion eintritt.

Da heute ein künstlicher Gelenkersatz an vielen Stellen des Körpers (Hüfte, Knie, Ellenbogen, Schulter) mit gutem Erfolg durchgeführt werden kann, ist die Transplantation von Gelenken von postmortalen Organspendern eine ausgesprochene Rarität, zumal eine immunsuppressive Therapie langfristig notwendig wird.

Die erste erfolgreiche Kniegelenkstransplantation wurde 1996 in Murnau (Deutschland) durchgeführt. Weltweites Aufsehen erregte die erste erfolgreiche Transplantation von zwei Händen bei einem Patienten, der die eigenen durch einen Explosions-Unfall verloren hatte. Dieses Verfahren wirft eine Reihe ethischer Probleme auf, da die Hand von vielen Menschen als Teil des individuellen Seins empfunden wird. Langjährige und mehrere Stunden täglich dauernde Physiotherapie ist nach einer Handtransplantation erforderlich. Die wenigen bisher bekannt gewordenen Fälle zeigen ein funktionelles Ergebnis, das erstaunlich gute Greif- und Schreibfunktionen zulässt. Weltweit sind mehr als 30 solcher Transplantationen durchgeführt worden.[37]

Auch die erste Gesichtstransplantation in Lyon, Frankreich, erregte weltweites Aufsehen. Es handelte sich um eine Teiltransplantation aufgrund der Indikation für einen nicht konservativ zu beherrschenden Defekt im Mundbereich nach einer Bissverletzung durch ein Tier. Solche Eingriffe werfen ethische Fragen auf, da das Gesicht, mehr noch als die Hand, als Teil des Individuums empfunden wird.[38]

3.10 Gehörknöchelchen

Drei kleine Knochen im Gehörgang sind für die Hörfunktion von großer Bedeutung. Ein angeborener oder erworbener Defekt kann dazu führen, dass eine Übertragung von Schallwellen vom Trommelfell zum Hörorgan nicht mehr möglich ist. Die Verwendung menschlicher Gehörknöchelchen als Transplantate hat an Bedeutung verloren, seit es aus künstlichen Materialien (Keramik, Gold, Titan) besser hergestellten Ersatz gibt, ebenso wie autologe Transplantate z. B. aus Zahnteilen.

---

[37] Bernard/Smith 2006.
[38] Tilney/Strom/Paul 1996.

3.11 Knochenmark

Die Knochenmarkstransplantation gehört in den Bereich der Zelltransplantation. Vielfach handelt es sich um eine autologe Transplantation, indem die Zellen, die über einen bestimmten Zeitraum in Zellkulturen aufbewahrt wurden, re-infundiert werden, nachdem die Behandlung eines malignen Grundleidens durch Bestrahlung oder Chemotherapie erfolgt ist. Die Mehrzahl der an Leukämie erkrankten Patienten kann heute mit solchen Verfahren gerettet werden, während Leukämie noch vor Jahren als unbehandelbar galt.

Größere Schwierigkeiten ergeben sich bei der allogenen Knochenmarkstransplantation von einem Fremdspender. Diese werden dann durchgeführt, wenn die Verwendung des eigenen Knochenmarks nach ex vivo Therapie nicht möglich ist. Bei der allogenen Transplantation kommt es auf eine besondere Kompatibilität im HLA-Muster an. Idealerweise muss ein Spender gesucht werden, der nicht nur in den sechs übergeordneten HLA-Faktoren übereinstimmt, sondern in einer Vielzahl von Subspezifitäten der HLA-Antigene, die nur molekularbiologisch festgestellt werden können. Aus diesem Grund gibt es weltweite Netzwerke, in denen freiwillige Spender von Knochenmark registriert sind. Bei Bedarf von Knochenmark mit einer HLA-Spezifität wird dann über eine weltweite Computerregistrierung der mögliche Spender gefragt, ob er zur Entnahme von Knochenmark bereit ist.

Dies erfordert unter Vollnarkose eine Entnahme von Knochenmark aus dem Beckenkamm, das schnellstmöglich an den Transplantationsort verbracht wird. Eine enge zeitliche Abstimmung ist erforderlich, da beim Empfänger, je nach bestehender Grunderkrankung, eine vollkommene Zerstörung des eigenen Knochenmarks erforderlich ist. Dies geschieht durch hochdosierte Chemotherapie, oft mit einer Ganzkörperbestrahlung kombiniert. Im Anschluss erfolgt die Transplantation des allogenen oder autologen Transplantat-Zellmaterials, das durch spezifische Wachstumsfaktoren stimuliert wird, um die Funktion so schnell als möglich aufzunehmen.[39]

---

[39] The Amsterdam Forum 2005.

4. Lebendspende

Die Lebendspende-Transplantation ist für viele Patienten heute aufgrund der überragenden Ergebnisse die beste Möglichkeit, langfristig ein gut funktionierendes Transplantat zu erhalten. Die medizinischen Voraussetzungen müssen mit besonderer Sorgfalt geklärt werden, psychologische Hemmnisse überwunden und die rechtlichen Rahmenbedingungen beachtet werden. Es gibt Richtlinien von europäischen Expertengruppen, aber auch von der internationalen Transplantationsgesellschaft, die besonderen Wert auf die sorgfältige medizinische Untersuchung legen.[40]

Die Bereitschaft vieler Angehöriger zur Lebendspende ist sehr hoch und häufig emotional bedingt. Es ist eine Aufgabe der im Prozess beteiligten Ärzte über mögliche Risiken zu informieren, zu hohe Erwartungen zu dämpfen und das Risiko für die Spenderoperation so gering wie möglich zu halten.

Transplantationen durch Lebendspende nehmen in Deutschland zu. Im Jahr 2006 wurden 18,8 % der Nieren- und 7,8 % der Lebertransplantationen mit Organen bzw. Organsegmenten von Lebendspendern durchgeführt.[41]

Die Erfolgsaussichten einer Lebendspende sind generell deutlich besser als bei der postmortalen Organspende.

Nach der Nierentransplantation ergibt sich für einen Fünf-Jahres-Zeitraum eine ca. 90 % Funktionsrate für Lebend-Transplantationen zwischen HLA-identischen Zwillingen und von knapp unter 80 % für Lebend-Transplantationen gegenüber einer ca. 70 % Funktionsrate bei postmortaler Organspende. Diese Entwicklung der Lebendspende-Transplantation in Deutschland ist neu, wird aber noch deutlich von den Zahlen aus den USA und Skandinavien übertroffen. Hier stammen mehr als die Hälfte aller Nierentransplantationen inzwischen von Lebendspendern.

Um den Bedarf an Organen, besonders von Nieren, durch postmortale Organspenden decken zu können, war in einigen europäischen Ländern die Lebendspende nur noch wenig durchgeführt worden. Erst in neuester Zeit, nachdem die Wartezeiten zur Transplantation im Eurotransplant-Bereich und in Deutschland auf fünf bis sechs Jahre angestiegen sind, wird der Lebendspende wieder mehr Bedeutung beigemessen. Die günstigen Erfolgsaussichten sprechen für sich. Eine Lebendspende-Transplantation ist heute für viele Menschen die einzige Möglichkeit, die die Lebensquali-

---

[40] Deutsche Stiftung Organtransplantation 2007.
[41] Drognitz et al. 2007.

Lebendspende

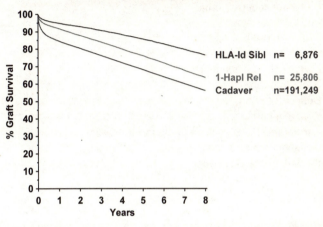

Abb. 5: Funktionsraten Lebend-Nierenspende und postmortale Organspende
Entnommen: URL http://www.ctstransplant.org/ [17. Juli 2008]

tät stark einschränkende Dialyse zu beenden oder durch eine Transplantation vor dem Eintritt der Dialysepflicht, die Dialyse zu vermeiden. Immer wieder wurde den Befürwortern der Lebendspende vorgehalten, dass das Risiko bei den Spendern auf mehrere Jahrzehnte nach einer Lebendspende nicht einschätzbar sei. Inzwischen sind Zahlen aus Amerika aus den 70er Jahren bestätigt worden, wonach kurzfristig und langfristig das Risiko nach einer Lebendspende außerordentlich niedrig ist, wenn regelmäßige Nachuntersuchungen des Spenders stattfinden.[42]

Von entscheidender Bedeutung für die Lebendspende sind sorgfältige Voruntersuchungen, die nicht nur medizinische Faktoren, wie Blutgruppen und HLA-Übereinstimmung umfassen, sondern darüber hinaus umfangreiche Laboruntersuchungen, Belastungsuntersuchungen sowie organspezifische Funktionstests. Erst nachdem ein Patient, der zur Lebendspende bereit ist, diese Untersuchungen durchlaufen hat, kann ärztlicherseits ein Rat gegeben werden, ob in diesem speziellen Fall eine Lebendspende, ohne wesentliche Erhöhung des Risikos, möglich ist.

---

[42] Kirste 2007.

Medizinische Aspekte der Organtransplantation

Notwendige Erhebungen bei potenzieller Lebendspende
- Information und Familienkonferenz
- Blutgruppenbestimmung
- HLA-Typisierung
- Labor / Urin-Test
- Virologie
- Ultraschall / Nierenduplex
- Nierenfunktion
- Lungenfunktion
- Röntgen-Thorax
- Kardiologie (EKG, bel. EKG, Herzecho)
- Gefäßanatomie
- Psychologische Abklärung

Abb. 6: s. Tabelle

Zu diesen Voruntersuchungen gehören auch psychologische Untersuchungen. Dabei ist vor allem die Motivation sowie die spezielle Spender-Empfänger-Beziehung in den Blick zu nehmen. Zu thematisieren ist darüber hinaus die Frage, wie ein bereitwilliger Spender mit dem möglichen Verlust des Organs beim Empfänger zurechtkommen würde.

Nach den Vorgaben des Transplantationsgesetzes ist eine Untersuchung auf Freiwilligkeit unabdingbar sowie die Klärung, ob eine enge persönliche Beziehung vorliegt. Gerade bei sehr engen Verwandtschaftsbeziehungen, z. B. bei der klassischen Transplantation von der Mutter auf ein krankes Kind, können andere Motive als die reine Freiwilligkeit im Vordergrund stehen, bspw. Mutterliebe und Fürsorge. Dies herauszufinden und eine stabile, für das ganze Leben tragfähige Entscheidung zu treffen, ist das Ziel der psychologischen Voruntersuchung. Die autonome Entscheidung sollte daher beachtet werden.[43]

Medizinisch gesehen gibt es Kontraindikationen für die Lebendspende. Generell darf das Risiko der Spenderoperation nicht über Gebühr erhöht sein. Ein bereits bestehender Bluthochdruck bei einem Nierenspender, eine bestehende vermehrte Eiweißausscheidung im Urin oder Einschränkung der Filterleistung der Niere werden als Kontraindikation angesehen.

---

[43] Kirste 2007.

Potenzielle Kontraindikationen für eine Lebendspende der Niere
- Proteinurie
- Hämaturie
- Nephrolithiasis
- Diabetes mellitus
- Arterielle Hypertonie
- Gefäßversorgung (>2 Gefäße)
- Malignome
- Infektionen (HBV, HCV, HIV)

Abb. 7: s. Tabelle

Es ist unerlässlich, dass zu den geplanten Voruntersuchungen die Klärung der anatomischen Situation für eine Nierenentnahme gehört, d. h. dass eine Angiografie durchgeführt wird. Mehrfache Nierenarterien können eine Spende ausschließen. Seitengetrennte Funktionsuntersuchungen der Nieren sind ebenfalls unerlässlich, um bei einem Spender nicht die bessere Niere zu entfernen.

Ein möglicher Spender für eine Nierentransplantation sollte darüber aufgeklärt werden, welche individuellen Risiken beim Empfänger bestehen. Bei Erkrankungen mit hoher Rekurrenz der Grundkrankheit, wie beispielsweise der membranösen Glomerulonephritis, beträgt das Risiko, erneut dialysepflichtig zu werden, 50% bis 60%. Gleiches gilt für spezielle Autoimmunerkrankungen bei der Leber.

Eine umfassende Aufklärung von Spender und Empfänger über die spezielle Situation der Lebendspende und die vorliegenden Gegebenheiten ist in jedem Fall notwendig. Die Zahl der in Deutschland durchgeführten Lebendspenden ist in den einzelnen Transplantationszentren sehr unterschiedlich. Es gibt über das Verfahren aus medizinischer Sicht sehr unterschiedliche Meinungen. Zur Aufklärung eines jeden Patienten, der unter einer terminalen Niereninsuffizienz leidet oder von ihr bedroht ist, gehört der Hinweis auf die Möglichkeit einer Lebendspende. Jeder Patient sollte auch über die besonderen Erfolge einer Lebendspende-Transplantation informiert sein.

Die Ursache für die guten Erfolgsaussichten der Lebendspende ist derzeit noch unklar. Es wird angenommen, dass die sehr kurze Ischämiezeit und die Vermeidung des Ischämie-Reperfusionsschadens sowie eine optimale Spender- und Empfängerkonditionierung für einen geplanten Eingriff entscheidend sind.

Möglicherweise ist die langfristige Medikamentencompliance von Patienten nach einer Lebendspende besser, da der Empfänger sich durchaus der besonderen Verantwortung gegenüber dem Spender bewusst ist. Einschränkungen zur Durchführung einer Lebend-Nierenspende ergaben sich in der Vergangenheit insbesondere dann, wenn die Blutgruppe zwischen Spender und Empfänger inkompatibel war. Als Ausweg wurden so genannte Crossover-Transplantationen durchgeführt.[44] Diese wurden jedoch rechtlich als sehr problematisch angesehen. Erst die Entscheidung durch das Bundessozialgericht im Fall einer Crossover-Transplantation aus Freiburg hat geklärt, dass auch für die Konstellation eine besondere persönliche Verbundenheit der Beteiligten im Transplantationsgesetz als Voraussetzung zur Lebendspende genannt wird. Unter diesen Bedingungen dürfen auch Crossover-Transplantationen durchgeführt werden. Eine Alternative für solche Patienten ist heute die Durchführung einer Blutgruppen inkompatiblen Transplantation. Hierbei werden beim Empfänger in einem Dialyse ähnlichen Verfahren mit speziellen Filtern die Antikörper aus dem Blut gegen die fremden Blutgruppenfaktoren ausgewaschen und die Transplantation dann durchgeführt, wenn Kontrollen ergeben, dass die Antikörpertiter auf einem extrem niedrigen Niveau liegen.[45] Eine weitere Voraussetzung ist die Gabe eines monoklonalen Antikörpers gegen CD20 Moleküle der Lymphozyten-Oberfläche, die eine B-Zell vermittelte Immunantwort verhindern soll. Dann kann die Transplantation unter normalen Voraussetzungen und unter Immunsuppression durchgeführt werden. Lebendspende-Transplantationen werden heute mit gleicher immunsuppressiver Therapie durchgeführt wie bei anderen Transplantationen. Allerdings ist man aufgrund der besonderen Verpflichtung dem Spender gegenüber vorsichtiger, und von vielen Zentren wird deshalb der Einsatz von IL2-Rezeptor Antikörpern zur Reduktion der primären Immunantwort empfohlen. Eine Lebendnierenspende kann heute entweder mit einem minimalen chirurgischen Eingriff durchgeführt werden oder durch neue Techniken der minimalinvasiven Chirurgie mit laparaskopischer Entfernung teilweiser in der Hand assistierter Methode. Unabhängig von der Technik ist ein ausreichend großer Schnitt notwendig, um die Niere zu bergen. Die Vorteile einer minimal invasiven Technik sind daher nicht ohne weiteres offensichtlich. Während in den USA der wesentliche Teil der Nierenlebendspende laparaskopisch oder Hand assistiert laparaskopisch durchgeführt wird, hat sich diese Technik in Deutschland bisher wenig durchgesetzt.[46]

---

[44] Thiel et al. 2001.
[45] Tyden et al. 2007.
[46] Ratner et al. 1997.

Lebendspende

Organfunktion nach Dialysedauer

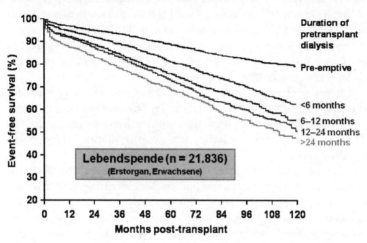

Abb. 8: Ergebnisse der Nierentransplantation in Abhängigkeit von der Dialysezeit nach Meier-Kriesche 2004

Die Leber-Lebendspende hat sich durch erheblichen Erfahrungsgewinn in der Technik der Teilung einer Leber in den letzten Jahren deutlich weiter entwickelt. Umfangreiche Voruntersuchungen des Spenderorgans mit Computertomographie und Angiografie sowie Leberbiopsien sind erforderlich. Je nach vorgesehenem Empfänger kann dann eine linkslaterale Hemihepatektomie unter Mitnahme der Segmente II und III der Leber durchgeführt werden. Es wird nur ein sehr kleiner Anteil des Gesamtvolumens entfernt. Diese Technik wird angewandt bei Transplantationen von Erwachsenen auf Kinder.

Bei der Leberlebendspende von einem erwachsenen Spender auf einen erwachsenen Empfänger wird häufig eine rechtsseitige Hemihepatektomie durchgeführt. Das Risiko ist ungleich höher. Die Technik ist von einigen großen erfahrenen Zentren soweit verbessert worden, dass das Risiko einer Leberlebendspende als vertretbar angesehen werden kann. Die Ergebnisse der Leberlebend-Transplantationen von Kindern werden von erfahrenen Zentren nach einem Jahr mit über 90 % angegeben.

Eine Lebendspende ist auch bei der Lunge möglich. Hierbei wird in der

Regel nur ein Lungenlappen entfernt. Dieses Verfahren ist besonders geeignet, um Kinder mit einer angeborenen Erkrankung der Lunge zu retten. Da häufig die Übertragung eines Lappens nicht ausreicht und dem Spender kein größerer Teil entnommen werden soll, müssen in diesen Fällen zwei Operationen bei zwei Spendern simultan durchgeführt werden, um ein Kind versorgen zu können, z.B. wenn beide Eltern für ihr Kind spenden. Zahlen solcher Eingriffe sind weltweit niedrig, statistisch signifikante Ergebnisse können kaum genannt werden.

Während vor einigen Jahren auch die Lebendspende mit einem Teil des Pankreas durchgeführt wurde, wird diese Technik heute kaum mehr angewandt. Komplikationsraten der Teilpankreasentfernung wurden mit ca. 20% angegeben und sind für einen Elektiveingriff wie eine Lebendspende zu hoch.

Es ist heute aufgrund großer Untersuchungen bekannt, dass die Funktionsrate eines Nierentransplantats mit zunehmender Dialysedauer vor der Transplantation abnimmt. Damit stellt die Dialyse selbst vor der Transplantation einen wesentlichen Risikofaktor dar. Umso mehr erscheint vielen Patienten eine Lebendspendetransplantation als das am besten geeignete Verfahren, um die Dialyse zu vermeiden und langfristig einen guten Transplantationserfolg zu erreichen.

5. Postmortemspende: Feststellung des Hirntodes

Der Begriff »Hirntod« bezeichnet einen kompletten Ausfall aller Funktionen des Gehirns. Dieser ist unwiederbringlich und damit ein Weiterleben nicht möglich.[47]

Das Gehirn ist das übergeordnete Organ für alle Denkvorgänge, Verarbeitung und Steuerung von Sinneseindrücken. Im Gehirn werden alle bewussten und unbewussten Handlungen und Funktionen geplant und gesteuert. Darüber hinaus werden Reflexe im Gehirn umgeschaltet. Wenn das Gehirn ausfällt, ist weder eine Wahrnehmung von Sinneseindrücken möglich, noch können für die Existenz des Organismus wichtige Funktionen gesteuert werden. Lebenswichtige Funktionen wie Atmung, Kreislaufsteuerung und Körpertemperatur gehen verloren. Wenn diese Gesamtfunktionen des Gehirns erloschen sind, ist der Mensch tot. Ursachen für das Einsetzen eines Hirntodes sind schwere Hirnschädigungen, z.B. durch Verletzungen, Blutungen, Schlaganfälle oder auch als Folge von Hirnhaut-

---

[47] Bundesärztekammer 2003.

entzündungen. Darüber hinaus können andere Ereignisse eine unmittelbare Auswirkung auf das Gehirn haben. Ein wichtiges Beispiel dafür ist ein vorübergehender Herzstillstand oder eine vorübergehend deutlich verminderte Versorgung mit Sauerstoff. Hirnzellen benötigen mehr Sauerstoff als andere Körperzellen. Wenn die Sauerstoffzufuhr durch fehlenden Sauerstoffaustausch in der Lunge unterbrochen ist oder dadurch, dass das Herz die Transportfunktion von oxygeniertem Blut nicht mehr übernehmen kann, sterben die Hirnzellen schnell ab. Durch die Schädigung des Hirns kommt es zu einer Hirnschwellung. Da die Schädelknochen das Hirngewebe eng umschließen, führt die Schwellung zur Steigerung des intracraniellen Druckes und zu einer Minderdurchblutung des Gehirns bis hin zum Stillstand der Durchblutung. Eine Zunahme des Druckes im Schädelinnern kann auch durch eine arterielle Blutung entstehen. Der zunehmende intracranielle Druck übersteigt den Blutdruck. Es kommt zu einer völligen Abkopplung vom Kreislauf. Hirnzellen werden durch Zunahme des Druckes oder Ischämie sehr schnell irreversibel geschädigt. Da Hirnzellen nicht nachwachsen können, bedeutet das Absterben aller Hirnzellen den Ausfall aller Funktionen des Gehirns.

Während die moderne Medizin heute in der Lage ist, die Funktion fast aller Organe des menschlichen Körpers zu ersetzen, ist dies beim Gehirn nicht möglich. Im täglichen Sprachgebrauch verwendete Begriffe wie »Wiederbeleben« und »Reanimation« sind unscharf. Sie gelten allenfalls für Herz- oder Atemstillstand, nicht aber für den Ausfall des Gehirns.

Wenn eine Wiederherstellung von Funktionen des Herzens oder der Lunge nicht möglich ist, kommt es unwiederbringlich auch zum Ausfall der Hirnfunktion, d.h. jeder Tote ist auch hirntot. Allerdings kann der Hirntod isoliert auftreten, z.B. nach intracraniellen Blutungen oder bei schweren Kopfverletzungen. Dann kann die Atmung durch entsprechende Maschinen künstlich aufrechterhalten werden und auch die Funktion von Herz und anderen Organen über eine Zeitspanne stabilisiert werden. Dieser Zustand ist für den Laien nicht erkennbar und bedarf spezieller diagnostischer Maßnahmen, um den Hirntod zweifelsfrei festzustellen. Die Richtlinien der Bundesärztekammer verlangen für die Feststellung des Hirntodes zwei Ärzte, die mehrjährige Erfahrung in der Intensivmedizin oder Neurologie haben. Es muss bei dieser Untersuchung zweifelsfrei festgestellt werden, dass nicht andere Einflüsse den Ausfall der Gesamtfunktion des Gehirns vortäuschen, wie z.B. eine Unterkühlung oder die Wirkung sedierender Medikamente. In einem zweiten Schritt erfolgt eine körperliche neurologische Untersuchung mit Testung der Hirnnervenreflexe, die an der Augenbewegung, an Berührungsreizen sowie Schluckreflexen kontrolliert werden können. In einem dritten Schritt wird die Irreversibilität des nachgewiesenen Zustandes überprüft. Dies kann durch die Wiederholung einer Untersuchung in festgelegten Zeitabständen erfolgen oder durch den Nachweis des Gesamtausfalls der Hirnfunktionen, indem das EEG eine Null-Linie ergibt. Andere technische Untersuchungsverfahren sind die Durchführung eines Dopplerschalls, einer Hirnszintigrafie oder einer Angiografie. Der vollständige Nachweis des Hirntodes ist in medizinischer und auch aus rechtlicher Sicht der Zeitpunkt des Todes. Die Aufrechterhaltung der Kreislauffunktionen, also die Fortsetzung der intensivmedizinischen Maßnahmen, inklusive Beatmung und Herzunterstützung, muss jedoch solange erfolgen, bis die Frage geklärt ist, ob der Verstorbene entweder selbst in einem Organspendeausweis dokumentiert oder durch eine Willensbekundung an seine Angehörigen über die Organspende entschieden hat. Wenn keine eindeutige Willensäußerung vorliegt, entscheiden die Angehörigen nach dem deutschen Transplantationsgesetz im Sinne des Verstorbenen.

6. Koordination der Organspende

Nach dem deutschen Transplantationsgesetz (TPG) sind die Krankenhäuser in Deutschland verpflichtet, Patienten, bei denen der Hirntod festgestellt wurde, der Deutschen Stiftung Organtransplantation (DSO) zu melden.

Die DSO ist seit dem Jahr 2000 vertraglich als Koordinierungsstelle im Sinne des § 11 TPG beauftragt. Es hat sich als sinnvoll erwiesen, die DSO mit ihren Koordinatoren in den Organspendeprozess so früh wie möglich einzubinden. Die DSO kann bei der Vermittlung von geeigneten Ärzten zur Feststellung des Hirntodes helfen sowie bei der Frage, ob ein Patient medizinisch für eine Organspende geeignet erscheint. Hierzu sind eine Reihe von klinischen Fragen zu klären. Durch entsprechende, in Richtlinien festgelegte Untersuchungen sollen bestehende Erkrankungen ausgeschlossen und ein Höchstmaß an Sicherheit vor der Übertragung von Infektionen oder malignen Erkrankungen erreicht werden. Hierzu sieht das TPG ausdrücklich vor, dass eine Anamnese bei vorbehandelnden Ärzten erhoben wird. Die Deutsche Stiftung Organtransplantation ist regional organisiert.

Sie unterhält in sieben Regionen ein Netz von Koordinatoren, die in der Lage sind, rund um die Uhr den Prozess der Organspende in den Krankenhäusern zu unterstützen. Da Organspenden in den Krankenhäu-

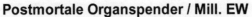

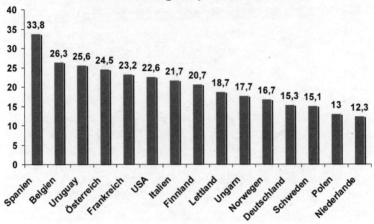

Abb. 9: Vergleich der Spenderate pro Mio. Einwohner in verschiedenen Ländern der Welt

sern ein seltenes Ereignis sind, ist es notwendig, Ärzten und Pflegekräften bei dieser ungewohnten Anforderung zu helfen, die notwendigen Untersuchungen zu veranlassen, bei der organprotektiven Therapie und im Gespräch mit den Angehörigen durch Fachinformationen zu unterstützen. National und international ist anhand vieler Untersuchungen bekannt, dass ein frühzeitiges Einbeziehen von Koordinatoren den Prozess vereinfacht. Die Schulung der Koordinatoren zur Gesprächsführung mit Angehörigen ermöglicht es, dass eine tragfähige Entscheidung zustande kommt. Erst nachdem alle Voraussetzungen geklärt sind, übermittelt die DSO die Daten eines Spenders an die Vermittlungsstelle, um den passenden Empfänger schnellstmöglich bestimmen zu können. Der gesetzliche Auftrag zur Vermittlung der Organe liegt bei Eurotransplant in Leiden. Die Entscheidung zur Akzeptanz eines Organs trifft das Transplantationszentrum. Es ist Aufgabe der Koordinierungsstelle, für einen reibungslosen Ablauf bei Organentnahme, Organtransport und Typisierung zu sorgen. Darüber hinaus steht die DSO für eine langfristige Betreuung der Spenderangehörigen zur Verfügung. Die Tätigkeit der DSO und ihrer Koordinatoren wird von den Krankenhäusern heute als entscheidende Unterstützung im Organspendeprozess empfunden. Eine frühe Einbeziehung ist sinnvoll und hilft, die Intensivmediziner zu entlasten, die ohnehin einer extremen Arbeitsbelastung ausgesetzt sind.

Medizinische Aspekte der Organtransplantation

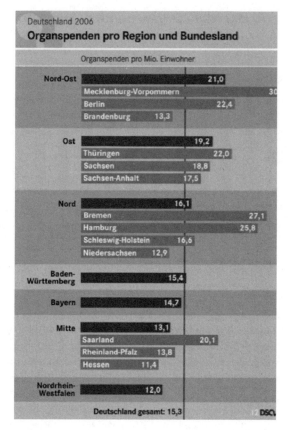

Abb. 10: Entnommen: Deutsche Stiftung Organtransplantation 2007: Abb. 12

Für eine Steigerung der Organspende in Deutschland ist es dringend erforderlich, dass alle Krankenhäuser der im § 11 TPG formulierten Verpflichtung zur Meldung geeigneter Spender nachkommen. Nicht nur der internationale Vergleich, sondern auch Vergleiche innerhalb Deutschlands[48] zeigen, dass das Potential an Organspendern weit höher ist als die Melderate.

Während im Vertrag zur Beauftragung der DSO Fragen zum Datenschutz und zur Dokumentation eindeutig geregelt sind, hat sie keine recht-

---

[48] Wesslau et al. 2007.

lich greifenden Funktionen, Organspenden verbindlich umzusetzen oder Konsequenzen einzufordern, wenn Spendermeldungen offensichtlich nicht erfolgen. Die Deutsche Stiftung Organtransplantation setzt daher auf eine intensive Kooperation mit allen, die im Ablaufprozess Verantwortung tragen. Studien der DSO anhand von Erhebungsbögen in den Krankenhäusern belegen, dass das Potential an möglichen Spendern in Deutschland bei über 40 pro Mio. Einwohner pro Jahr liegen. Angesichts der hohen Zahl von Patienten auf der Warteliste zur Transplantation und der Tatsache, dass laut Umfrage mehr als 98 % der Bevölkerung für sich eine Transplantation in Anspruch nehmen würden, wenn sie betroffen wären, muss es gemeinsames Ziel sein, jeden möglichen Spender auf einer Intensivstation zu melden und zu erreichen, dass die Zustimmung zur Organspende in der Bevölkerung so hoch wird wie die generelle Akzeptanz der Erfolge der Transplantationsmedizin.

7. Organspende in Deutschland

Die Organspende in Deutschland hat in den Jahren 2004 und 2007 eine deutliche Steigerung erfahren. Während zuvor die Zahlen von Organspendern und zur Verfügung stehenden Organen seit mehr als 15 Jahren stagnierten, konnte ein Anstieg um 25 % gegenüber dem Durchschnitt der Vorjahre erreicht werden. 1313 Spender standen 2007 zur Verfügung und damit mehr als 4100 postmortal gespendete Organe. Trotz dieser erfreulichen Steigerung liegt Deutschland mit 16,0 Spendern pro Mio. Einwohner pro Jahr im europäischen Vergleich noch deutlich zurück – hinter Ländern wie Spanien, Belgien und Österreich.[49]

Die Absolutzahlen der Organspender sind im internationalen Vergleich jedoch bedeutend. Es gibt nur wenige Länder, die ähnliche Zahlen vorweisen. Besser geeignet zum internationalen Vergleich sind jedoch Zahlen zum Potential[50] an Organspendern und zur Konversionsrate. Es gibt aus einigen Ländern sehr umfangreiche Analysen zum Potential der Organspende. In Deutschland haben diese bislang gefehlt. Erst durch Untersuchungen in der DSO-Spenderegion Nordost mittels Erhebungsbögen, auf denen alle Todesfälle auf Intensivstationen mitgeteilt wurden, konnte bewiesen werden, dass das Potential an Organspendern in Deutschland bei über 40 pro. Mio. Einwohnern liegt.

---

[49] Sanz et al. 2008.
[50] Ministerio de Sanidad y Consumo Organizacion National de Trasplantes Spain 2007.

Dies entspricht international bekannten Zahlen.[51] Unter der Konversionsrate versteht man das Verhältnis der Zahl Verstorbener auf der Intensivstation, nach Ausschluss medizinischer Kontraindikationen und Fällen, in denen keine Zustimmung erreicht werden konnte, und der Zahl der tatsächlich effektiven Organspender. Das wesentliche Ziel der DSO ist es, eine hohe Konversionsrate zu erreichen. Beeinflusst wird diese Zahl durch zwei wesentliche Faktoren:

1. Nach § 11 TPG sind die Krankenhäuser verpflichtet, jeden Patienten, der auf einer Intensivstation mit Zeichen des Hirntodes verstirbt, an die Koordinierungsstelle zu melden. Noch immer ist die Beteiligung von Krankenhäusern mit Intensivstationen in Deutschland nicht ausreichend. Untersuchungen haben gezeigt, dass die meisten Organspender in solchen Krankenhäusern zu finden sind, die entweder universitäre Einrichtungen sind oder Krankenhäuser mit neurochirurgischer Intensivstation. Eine Beteiligung aller Krankenhäuser im Organspendeprozess und Meldung aller geeigneten Organspender ist gesetzlich gefordert. In Deutschland ist diese Meldeverpflichtung derzeit noch unzureichend umgesetzt. Organspende muss von allen Beteiligten als Teil des Versorgungsauftrages und des ärztlichen Handelns erkannt werden.

2. Die Konversionsrate ist abhängig von der Zustimmung zur Organspende. Derzeit wird in Deutschland in 60,8 % der Fälle eine Zustimmung zur Organspende erreicht. Nur bei einem sehr kleinen Teil (5,8 %) war der Wille durch einen Organspendeausweis bekannt, in weiteren 11,1 % war in den Familien über die Frage gesprochen worden und bei fast 80 % erfolgte die Zustimmung der Angehörigen auf der Basis des vermuteten Willens des Verstorbenen. Nur in 3,9 % der Fälle hatten die Angehörigen keine Information über den Willen des Verstorbenen und entschieden aufgrund ihrer eigenen Überzeugung. Allerdings basieren diese Zahlen auf einer Erhebung nur der Fälle, die der DSO tatsächlich gemeldet wurden. Fälle, bei denen im Vorfeld zwischen behandelndem Arzt auf der Intensivstation und Angehörigen über die Frage der Organspende gesprochen wurde, ohne die Koordinatoren zu informieren, sind nicht erfasst. Da laut Umfragen des Forsa Instituts in Deutschland von einer Zustimmung zur Organspende von über 80 % auszugehen ist, gibt es einen großen Bedarf, die Fragesitua-

---

[51] Wesslau et al. 2007.

tion zu verbessern, einfühlsamer mit den Angehörigen zu sprechen und zu erreichen, dass die Zustimmung zur Organspende steigt.[52]

In den letzten 10 Jahren ist die Zahl junger Organspender gesunken und die Zahl älterer Organspender gestiegen. Den höchsten Anstieg gab es in der Altersgruppe der über 65-jährigen Spender. Damit stehen mehr Organe älterer Spender zur Verfügung, deren Funktionsrate erwartungsgemäß geringer ist. Dennoch sind die Ergebnisse der Transplantation stetig besser geworden.[53]

Große Schwankungen zeigen sich in Deutschland auch beim Vergleich der Bundesländer und der Organspenderegionen. Mecklenburg-Vorpommern erreicht Zahlen, die mit den weltweit besten Spenderzahlen in Spanien vergleichbar sind – andere Bundesländer liegen weit dahinter. Bayern hatte im Jahr 2005 die größte Steigerungsrate mit ca. 40% erreicht, bedingt durch eine konstante und konsequente Förderung der Organspende seitens des Sozialministeriums und der Landesregierung. Die Koordinatoren konzentrierten sich auf die Krankenhäuser, die aufgrund ihrer Ausstattung am ehesten solche Patienten behandelt haben, die für eine Organspende in Frage kommen.[54]

Im Vergleich der Spendezahlen im Eurotransplant-Bereich fällt auf, dass die Länder mit einer gesetzlich festgelegten Widerspruchslösung – Österreich und Belgien – deutlich mehr Organspenden verwirklichen, als die Länder mit einer Zustimmungslösung. Der rechtliche Rahmen allein ist keine Erklärung für diese Unterschiede. Mecklenburg-Vorpommern, als spendestärkstes Bundesland in Deutschland, weist pro Mio. Einwohner Organspendezahlen auf, die ebenso hoch sind wie in Ländern mit Widerspruchslösungen (Belgien und Österreich). Darüber hinaus gilt es zu beachten, dass es vom Gesetz definiert zwar unterschiedliche Regelungen für die Organspende gibt: Widerspruchslösung versus Zustimmungslösung. In der alltäglichen Praxis wird jedoch auch in Ländern mit einer Widerspruchslösung der Kontakt zu den Angehörigen gesucht und aufgenommen. Insofern sind die Angehörigen sehr wohl in die Entscheidung zur Organspende eingebunden. Eine strikte Widerspruchslösung ohne Einbeziehung der Angehörigen wird nicht praktiziert.

Im internationalen Vergleich fällt insbesondere die Entwicklung der

---

[52] Deutsche Stiftung Organtransplantation 2007.
[53] Deutsche Stiftung Organtransplantation 2007.
[54] Deutsche Stiftung Organtransplantation 2007.

Organspendezahlen in den USA auf. Hier wurde im Jahr 2004 eine kollaborative Transplantationsinitiative vom damaligen Gesundheitsminister Tommy Thompson gegründet.[55] Im Rahmen dieser Initiative wurden zunächst die Krankenhäuser untersucht, die herausragende Ergebnisse an Spendezahlen aufwiesen. Aus der Analyse wurden Änderungsvorschläge für andere Krankenhäuser erarbeitet. Es konnte erreicht werden, dass die Organspenden Monat für Monat anstiegen. Ziel dieser Initiative ist es, Konversionsraten von 80% – 90% zu erreichen und alle Interessen darauf zu konzentrieren, dass in jedem Einzelfall eine Organspende verwirklicht wird. Ganz offensichtlich ist in der amerikanischen Bevölkerung mehr ins Bewusstsein gerückt, dass eine Transplantation die einzige Überlebenschance für viele Menschen darstellt. Inzwischen konnte mit dieser Initiative erreicht werden, dass weniger Menschen auf der Warteliste registriert sind und die Zahl der Todesfälle auf der Warteliste abnimmt.[56] Unterstützt wird die Initiative auch dadurch, dass die Krankenhäuser in der Finanzierung deutliche Nachteile erfahren, wenn sie sich an der Organspende nicht beteiligen. Es wird von den Krankenhäusern verlangt, Protokolle, speziell für die Organspende von Non-Heart-Beating-Donor (Synonym DCD – DONORS AFTER CARDIAC DEATH) zu entwickeln. Konsequent sind die Zahlen der DCD angestiegen. Die Verwendung von Organen von solchen Spendern ist in Deutschland nach dem Transplantationsgesetz nicht zulässig. Dies ist weltweit eine einmalige Situation. In anderen europäischen Ländern hat die Zahl der DCD deutlich zugenommen und zur Erhöhung der Spenderzahlen wesentlich beigetragen. Anders ist die Situation allerdings in den Niederlanden, hier sind die Spenderzahlen trotz deutlichen prozentualen Anstiegs der DCD nicht gestiegen. Aufwendige Prozeduren der Hirntoddiagnostik werden umgangen und mehr Organe von DCD gewonnen, die bezüglich ihrer Qualität eingeschränkt sind und für eine Herzspende überhaupt nicht in Betracht gezogen werden können.[57]

Im Jahr 2006 wurden in deutschen Transplantationszentren 4.513 Organe von Verstorbenen übertragen. Hiervon entfielen auf Transplantationen infolge einer Organspende nach dem Tode 3.903 Fälle gegenüber 3.627 im Vorjahr und aufgrund einer Lebendspende 600 im Vergleich zu 553 im Jahr 2004. Die Zahl der Nieren-, Leber- und Lungentransplantationen hat zugenommen, die der Herz- und Pankreastransplantationen

---

[55] One legacy Los Angeles 2006.
[56] Vgl. URL http://www.ustranplant.org [14. Oktober 2008].
[57] Vgl. Eurotransplant: URL http://www.eurotransplant.de [17. Juli 2008].

Organspende in Deutschland

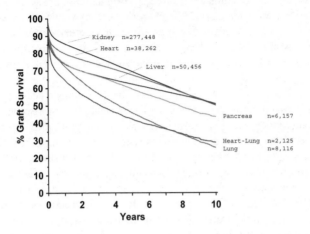

CTS Collaborative Transplant Study   E-11001-0807

Abb. 11: Vergleich der Erfolgsaussicht unterschiedlicher Transplantationsverfahren
Entnommen: URL http://www.ctstransplant.org/ [17. Juli 2008]

abgenommen. Auffällig ist besonders die Abnahme bei den Herztransplantationen, die in Deutschland genauso wie in anderen Ländern zu beobachten ist. Teils ist sie damit zu erklären, dass weniger Organe von geeigneten Spendern (zu alte Spender scheiden für eine Herzspende aus) zur Verfügung stehen, andererseits haben sich die konservativen Therapiemöglichkeiten einer Herzinsuffizienz deutlich verbessert. Bemerkenswert sind die heute erzielbaren Funktionsraten von Transplantationen aller Organe. Entsprechend den Daten der kollaborativen Transplantationsstudie CTS von G. Opelz, Heidelberg, an der mehr als 400 Transplantationszentren in 45 Ländern teilnehmen, können Erfolgsraten von über 70 % nach fünf Jahren für die meisten Organe als Standard angesehen werden.[58]

Transplantationen werden in Deutschland in fast allen Universitätskliniken und in einigen nicht universitären Krankenhäusern durchgeführt. Die Zahl der an einem Standort durchgeführten Nierentransplantationen schwankt dabei ganz erheblich. Eine Qualitätssicherung mit entsprechen-

---

[58] Vgl. Scientific Registry Transplant Recipients: URL http://www.onelegacy.com [17. Juli 2008].

der Risikoadjustierung findet in der Bundesrepublik immer noch nicht statt. Die mit dieser Aufgabe beauftragte Bundeszentrale für Qualitätssicherung hat auch im jüngsten Jahresbericht kaum vergleichbare Daten vorgelegt. Dies bedeutet für Patienten, die sich zu einer Transplantation anmelden wollen, dass sie keine Vergleichsmöglichkeit hinsichtlich der Qualität der Transplantationsmedizin haben. Die Zahl der Nierentransplantation nach Lebendspende ist in Deutschland gestiegen, zuletzt auf einen Anteil von 19,7 %. Dies ist deutlich mehr als in einigen anderen westeuropäischen Ländern, im Vergleich zu den USA, wo inzwischen mehr Transplantationen von Lebendspendern als von verstorbenen Spendern durchgeführt werden, ist dies jedoch ein sehr geringer Anteil. Die Gründe für diese vergleichsweise geringe Zahl an Lebendspenden sind nicht nur in der Bereitschaft von Angehörigen zu sehen, sondern auch in der nach wie vor herrschenden Zurückhaltung vieler Transplantationsmediziner, die Lebendspende zu fördern. Dies ist erstaunlich, denn nach einer Lebendspende lassen sich Funktionsraten bei Nierentransplantation von fast 90 % nach fünf Jahren erreichen. Eine Sonderstellung bei der Nierentransplantation nimmt die kombinierte Nieren-Pankreas-Transplantation ein. Neuanmeldungen fur dieses Transplantationsverfahren sowie Transplantationszahlen sind in den vergangenen Jahren zurückgegangen. Nur wenige Standorte in Deutschland verfügen über große Erfahrung mit diesem Verfahren. Angesichts einer immer noch relativ hohen Komplikationsrate im Vergleich zur alleinigen Nierentransplantation ist die Akzeptanz des Verfahrens in Deutschland noch nicht ausreichend. Aus den USA werden hervorragende Funktionsraten nach Pankreastransplantation berichtet. Hier ist man allerdings auch dazu übergegangen, die Patienten sehr viel früher für ein kombiniertes Pankreas-Nieren-Transplantationsverfahren vorzusehen – wenigstens nicht erst dann, wenn bereits andere schwerwiegende Komplikationen des Diabetes eingetreten sind.[59]

Neuanmeldungen für Herztransplantationen sind nach deutlichem Rückgang in den letzten Jahren wieder gestiegen. Sicher spielt die Anwendung von mechanischen Herzunterstützungssystemen eine Rolle. Allerdings hat sich vielerorts gezeigt, dass diese kein langfristiges Ersatzverfahren darstellen und daher die Herztransplantation unverzichtbar bleibt. Mehr als die Hälfte der Herztransplantationen werden heute unter Bedingungen einer hochdringlichen Anmeldung durchgeführt. Dies macht in besonderer Weise deutlich, wie groß der Mangel in Deutschland an geeigneten Spender-

---

[59] The International Pancreas Transplant Registry (IPTR). URL http://www.iptr.umn.edu/ [27. Mai 2008].

organen ist und bedeutet für Patienten auf der Warteliste eine psychisch schwer erträgliche Gratwanderung zwischen einem Zustand, in dem eine Transplantation noch erfolgversprechend möglich ist, und der Situation, dass nicht frühzeitig genug ein geeignetes Herz gefunden werden kann.

Die Neuanmeldungen zur Lebertransplantation sind in den vergangenen drei Jahren nicht mehr wesentlich angestiegen – die Zahl der Transplantationen jedoch deutlich. Mehr Organe von sehr alten Spendern werden heute für die Lebertransplantation akzeptiert, und auch Organe mit deutlichen Verfettungszeichen, die früher als ungeeignet angesehen wurden, werden heute transplantiert, in der Hoffnung, dass es zu einer zügigen Regeneration des Lebergewebes kommt. Einige Kliniken in Deutschland führen auch Lebendspende-Lebertransplantationen durch. Diese machten 2006 immerhin 12,5 % aller Lebertransplantationen aus, im Jahr 2005 waren es 8 %.[60]

Die Häufigkeit von Lungentransplantationen ist in den vergangenen Jahren deutlich gestiegen. Mehr als ein Drittel aller Lungentransplantationen in Deutschland fanden in der Medizinischen Hochschule Hannover statt. Dies ist weltweit das größte Programm für Lungentransplantationen. Die hier erreichten Fünfjahresfunktionsraten sind stetig angestiegen. Neben den singulären Organtransplantationen sind in Deutschland eine Reihe von Kombinationstransplantationen – Leber-Herz, Herz-Lunge und andere – durchgeführt worden. So genannte Multiviszeraltransplantationen, aber auch singuläre Dünndarmtransplantationen haben abgenommen. Indikationen hierfür sind selten und es gibt nur wenige Teams, die sich auf diese speziellen Indikationen vorbereitet haben.

8. Weiterentwicklung der Transplantationsmedizin

Auch wenn heute beachtliche Erfolge mit der Transplantation von Organen zu erreichen sind, bleiben einige grundlegende Probleme bestehen. In erster Linie ist hier der nach wie vor bestehende Mangel an Organspendern zu nennen. Untersuchungen zum Potential zur Verfügung stehender Spender in Deutschland zeigen zwar, dass eine Verdoppelung der Transplantationszahlen erreichbar ist, der generelle Bedarf an Transplantaten könnte jedoch für den Bereich der Nierentransplantation nur durch eine gleichzeitige Erhöhung der Zahl an Lebendspenden erreicht werden. Die

---

[60] Deutsche Stiftung Organtransplantation 2007.

Medizinische Aspekte der Organtransplantation

Lebenserwartung in Deutschland steigt, auch das Alter der Organspender steigt deutlich, und es gibt immer mehr Organe von Spendern mit erweiterten Kriterien. Scharfe Definitionen, wann es sich um ein Organ mit erweiterten Kriterien handelt, gibt es derzeit in Europa nicht. Aus den USA ist anhand retrospektiver Analysen belegt, dass z. B. bei der Nierentransplantation beim Vorliegen eines Hypertonus beim Spender einer Proteinurie, einer Kreatininerhöhung von mehr als 1,8 mg % bzw. generell beim Spenderalter über 55 Jahre, statistisch gesehen, mit einer geringeren Erfolgsaussicht der Transplantation zu rechnen ist. Damit ist kurzfristig und längerfristig mit einem früheren Funktionsverlust zu rechnen. Fragen, ob solche Organe ganz bewusst nur älteren Empfängern zugeteilt werden sollen, mit einer naturgegeben geringeren Lebenserwartung, oder ob aufgrund der möglichen komplizierten Verläufe gerade Jüngere, die Komplikationen eher verkraften können, transplantiert werden sollen, sind völlig ungelöst. In den USA werden diese Debatten stark überlagert durch finanzielle Fragen. Es werden Vergleichsuntersuchungen angestellt zwischen den Kosten einer fortgeführten Dialyse und den Kosten, die bei einem möglicherweise verzögerten und komplikationsreichen Verlauf zu erwarten sind. Damit lässt sich aus rein ökonomischer Sicht sehr schnell herausfinden, bei wieviel Jahren Funktionsdauer einer Niere sich der Aufwand der Transplantation im Vergleich zu den Dialysekosten »gelohnt« hat. Solche Überlegungen können ganz erheblichen Einfluss auf die bestehenden Regelungen zur Zuteilung von Organen haben. Es ist in der Debatte in Deutschland völlig ungeklärt, ob in medizinischen Fragestellungen und Überlegungen überhaupt finanzielle Abwägungen mit einbezogen werden dürfen. Jedenfalls sieht das Transplantationsgesetz in Deutschland eine Allokation ausschließlich unter medizinischen Gesichtspunkten vor.

Sicher ist – und dies ist nicht nur durch Zahlen aus den USA belegt, sondern auch aus Europa – dass eine Transplantation immer dann erfolgreich ist, wenn die Dialysezeit vor der Transplantation kurz ist oder eine Transplantation sogar präemptiv durchgeführt wird. Bei dem derzeitigen Mangel an Spenderorganen können frühzeitige Transplantationen fast nicht durchgeführt werden. Staat und Gesellschaft nehmen schlechtere Transplantationserfolge und frühzeitiges Ableben von Patienten in Kauf zugunsten einer rechtlichen Regelung, die die Patientenautonomie als oberstes Prinzip erklärt.

Probleme bezüglich der Weiterentwicklung der Transplantationsmedizin und der weiteren Ausdehnung von Spenderkriterien bestehen aber auch in Bezug auf die Vermeidung der Übertragung maligner oder infektiöser Erkrankungen vom Spender auf den Empfänger. Die Ischämiezeiten zwischen Organentnahme und Transplantationen sind kurz und erlauben nur in eingeschränktem Maße Sicherheitsuntersuchungen hinsichtlich des Vorliegens maligner Erkrankungen oder von Infektionen. Mit zunehmender Reiseaktivität in der Bevölkerung und weltweiter Verbreitung von Erkrankungen, die in Deutschland als außerordentlich selten gelten, ergeben sich neue Risiken für den Organempfänger. Der Fall der Übertragung einer Tollwuterkrankung von einem Spender auf mehrere Empfänger in Deutschland, bei dem die Infektionsquelle eine Bissverletzung in Indien war, hat dies ebenso deutlich gemacht wie die Verbreitung des Westnile Virus in den USA und die dort beobachteten Todesfälle nach Übertragung zu Transplantationszwecken. Mit zunehmendem Alter der Organspender ist statistisch gesehen auch mit einer höheren Inzidenz von malignen Erkrankungen beim Spender zu rechnen. Nicht alle Fälle können ausgeschlossen werden. Bisher sind nachgewiesene Übertragungen einer malignen Erkrankung mit einem Organ selten. Dies zeigt, dass die Voruntersuchungen sorgfältig und umfassend sind. Erst jüngst wurde in Deutschland ein Fall der Übertragung eines nicht bekannten Bronchialcarcinoms vom Spender auf zwei Nierenempfänger berichtet, die erst mehrere Monate später im Rahmen einer zufälligen Nierenbiopsie auffiel.

Die immunsuppressive Therapie ist in den letzten Jahren deutlich verbessert worden. Die Ein- und Fünfjahres-Funktionsraten sind deutlich angestiegen. Dennoch muss festgestellt werden, dass sich die Zahl der Organverluste pro Jahr beim Langzeitvergleich der Zahlen heute gegenüber vor 20 Jahren kaum verändert hat. Mit anderen Worten, die Zahl der chronischen Transplantatverluste bleibt gleich. Weitere Untersuchungen hinsichtlich der Frage, ob akute Abstoßungsvorgänge eine chronische Abstoßung triggern können, oder ob diese durch Ischämie- und Reperfusionsschaden induziert wird, bzw. ob es Medikamenten bedingt zu einer stärkeren Gefäßverkalkung und zu einem frühzeitigen Untergang des Organs kommt, sind dringend notwendig. Unklar ist auch, ob nicht in vielen Fällen die Non-Compliance beim Transplantatempfänger bezüglich der stetig notwendigen Medikamenteneinnahme ein wesentlicher auslösender Faktor der chronischen Abstoßung ist. Die Kosten einer Langzeit-Immunsuppressionstherapie sind hoch. In den USA sind immer noch in der einfachen Medicare-Versorgung Kosten für Medikamente für drei Jahre erstattungsfähig. In Deutschland werden diese Kosten dauerhaft übernommen. Immerhin ist eine lebenslange Nachsorge der Patienten erforderlich, mit regelmäßigen Funktions- und Kontrolluntersuchungen.

Derzeit ist keine alternative Therapie zur Transplantation in Sicht. Künstliche Ersatzverfahren existieren nur zur Behandlung einer Insuffizienz der Nieren. Die Möglichkeit einer Xenotransplantation, der Übertragung von tierischen Organen auf den Menschen, wird auch nach vielen Jahrzehnten intensiver Forschung derzeit als außerordentlich problematisch angesehen, und es ist fraglich, inwieweit sie sich auch in ferner Zukunft realisieren lassen wird. Versuche, Organe biologisch aus Stammzellen zu züchten, stehen am Anfang. Erste Erfolge werden berichtet mit Überschichtung von Herzklappen mit körpereigenen Zellen, die eine Fremderkennung des Gewebes unmöglich machen. Im größeren Umfang scheint ein natürlicher, autologer Organersatz aus körpereigenen Stammzellen noch in weiter Ferne.

Literatur

Barth, R. N. / Bartlett, S. T. (2007): Composite tissue transplantation: what does the future look like? In: Transplantation Reviews 21(3), 129–135.
Bernard, A. / Smith, G. (2006): French Face-transplant Patient Tells of Her Ordeal. In: New York Times, February 2006.
Beyersdorf, F. / Martin, J. (2005): Aktuelle Aspekte der Herztransplantation. Bremen: UNI-MED.
Bolton, W. K. (2003): Renal Physician Association clinical practice guideline: Appropriate patient preparation for renal replacement therapy: guideline number 3. In: I Am Soc Nephrol, 1406–1410.
Bundesärztekammer (2003): Richtlinie zur Organtransplantation, Bundesärztekammer gemäß § 16 Abs. 1 Nr. 2 u. 5 TPG in der Fassung vom 28. Februar 2003, zuletzt geändert durch Beschluss des Vorstands der Bundesärztekammer vom 26. Oktober 2007. URL http://www.bundesaerztekammer.de/downloads/RiliOrga200712.pdf [15. Januar 2008].
Carrel, A. (1902): La technique operative des anastomoses vasculaires et la transplantation des visceres. In: Lyon Med 98, 959.
Chari, R. / Meyers, W. (1996): Extracorporeal Xenogeneic Liver Support, Busuttil / Klintmalm, Transplantation of the Lever, Saunders Company.
Colledan, M. (2006): Split Liver transplantation: technique and results. In: Transplantation Reviews 19(4), 221–231.
Danovitch, G. M. (2005): Handbook of Kidney Transplantation, 4th Edition, Lippincott Williams & Wilkins.
Demetriou, A. A. / Rozga, J. (1996): Hepatocyte Transplantation. In: Busuttil, R. W. / Klintmalm, G. B. (Hg.): Transplantation of the Liver. Saunders Company, 796–801.
Deutsche Stiftung Organtransplantation (2007): Organspende und Transplantation in Deutschland. URL http://www.dso.de/pdf/dso_jb2007_d.pdf [14. Mai 2008].
Drognitz, O. / Donauer, J. / Kamgang, J. / Baier, P. / Neeff, H. / Lorhmann, C. / Pohl, M. / Hopt, U. T. / Kirste, G. / Pisarski, P. (2007): Living-donor kidney transplantation: the Freiburg experience. In: Langenbecks Arch Surg 392, 23–33.

Literatur

European Mycophenolate Mofetil Cooperative Study Group (1995): Placebo controlled study of MMF combined with cyclosporin and corticosteroids for the prevention of acute rejection. In: The Lancet 345, 1321.

Eurotransplant: URL http://www.eurotransplant.de [17. Juli 2008].

Griffith, B. (1992): Cardiac and Cardiopulmonary Transplantation. In: Starzl, T. (Hg.): Atlas of Organ Transplantation. New York: Raven Press, 5.2–5.48.

Halloran, P. E. / Melh, A. / Barth, L. (1999): Rethinking chronic allograft nephropathy – the concept of accelerated senescence. In: I Am Soc Nephrol 10, 167.

Hamilton, D. (2001): Kidney Transplantation: A history. In: Morris, P. / Saunders, W. B. (Hg.): Kidney Transplantation: principles and practice. Philadelphia: Elsevier.

Hoffmann, A. L. / Lee, K. K. / Schraut, W. H. (1992): Small Bowel and Multivisceral Organ Transplantation. In: Starzl, T. (Hg.): Atlas of Organ Transplantation. New York: Raven Press, 9.2–9.16.

Kirste, G. (2003): Abstoßungsprophylaxe nach Organtransplantationen. Bremen: UNI-MED Verlag.

Kirste, G. (2007): Organtransplantation – Lebendspende. In: Zeitschrift für Medizinische Ethik 53(1), 17–26.

Lakkis, F. (1998): Role of cytokines in Transplantation tolerance International American Society Nephrologie 9, 2361.

Mandelbrot, D. A. / Sayegh, M. (2003): Novel costimulation pathways. In: Current Opinion in Organ Transplantation 8, 25.

Medawar, P. B. (1944): Behaviour and Fate of skin autografts and skin homografts in rabbits. In: I. Anat. 78, 176.

Ministerio de Sanidad y Consumo Organizacion National de Trasplantes Spain (2007): The Spanish Model of Organ Donation, Organ Shortage for Transplantation: Increasing Deceased Donation Activity Through the Spanish Model of Organization, ONT.

Murray, J. E. / Merrill, J. P. / Harrisan, J. H. (1958): Kidney transplantation between 7 pairs of identical twins. In: American Surgery 148, 343.

Nast, C. C. / Cohen, A. H. (2005): Pathology of Kidney Transplantation. In: Danovitch, G. (Hg.): Handbook of Kidney Transplantation, Lippincott Williams & Wilkens.

Niblack, G. / Johnson, U. / Williams, T. A. (1987): Antibody formation following administration of antilymphocyte serum. In: Transplantation Proc. 19, 1896.

One legacy Los Angeles (2006): Organ Transplant Collaborative Resource Binder. URL http://www.onelegacy.com [7. Juli 2008].

Paulsen, A. W. (1996): Hepatic Anatomy, Physiology and Assessment of Hepatic Function. In: Busuttil, R. W. / Klintmalm, G. B. (Hg.): Transplantation of the Liver. Saunders Company, 43–64.

Pirsch, J. D. / Sollinger H. W. / Smith C. (2005): Kidney and Pancreas Transplantation in Diabetic Patients. In: Danovitch G. (Hg.): Handbook of Kidney Transplantation, Lippincott Williams & Wilkens, 390–414.

Ratner, L. / Kavoussi, R. / Sroka, M. / Hiller, J. / Weber, R. / Schulam, P. / Montgomery, R. (1997): Laproscopic Assisted Live Donor. Nephrectomy – A Comparison with the open approach. In: Transplantation 63, 229–233.

Ringers, J. / Dubbeld, J. / Baranski, A. G. / Coenraad, M. / Sarton, E. / Schaapherder, A. F. M. / van Hoek, B. (2007): Reuse of Auxiliary Liver Grafts in Second Recipi-

ents With Chronic Liver Disease. In: American Journal of Transplantation 7, 2615–2618.
Sanz, A. / Boni, R. C. / Ghirardini, A. / Nanni Costa, A. / Manyalich, M. (2008): 2007 International donation and transplantation activity. In: Organ, Tissues and Cells 11(1).
Scheld, H. H. / Deng, M. C. / Hammel, D. (1997): Leitfaden Herztransplantation, Interdisziplinäre Betreuung vor, während und nach Herztransplantation. Darmstadt: Steinkopff.
Schlich, Th. (1998): Die Erfindung der Organtransplantation. Frankfurt: Campus Verlag.
Shapiro, A. M. / Jonathan, B. S. / Lakey, J. R. T. / Ryan, E. A. / Korbutt, G. S. / Toth, E. / Warnock, G. L. / Kneteman, N. M. / Rajotte, R. (2000): Islet Transplantation in Seven Patients with Type 1 Diabetes Mellitus Using a Glucocorticoid-Free Immunsuppressive Regimen. In: New England Journal 343, 280–238.
Scientific Registry of Transplant Recipients (2007). URL http://www.ustransplant.org [17. Juli 2008].
Stuart, S. / Bartley, P. / Griffith, P. (1992): Single and Double Lung Transplantation. In: Starzl, T. (Hg.): Atlas of Organ Transplantation. New York: Raven Press, 6.2–6.28.
Terasaki, P. I. / Ozawa, M. (2004): Predicting kidney graft failure by HLA antibodies: a prospective trial. In: American Journal of Tansplantation 4, 438–443.
Terasaki, P. J. (1991): History of Transplantation Thirty-five recollections, UCLA Tissue Typing Lab Los Angeles.
The Amsterdam Forum (2005): Care of the Live Kidney Donor. In: Transplantation 79(6), 51–53.
Thiel, G. / Vogelbach, P. / Gürke, L. / Gasse, T. / Lehmann, K. / Voegele, T. / Kiss, A. / Kirste, G. (2001): Crossover Renal Transplantation: Hurdles to be Cleared! In: Transplantation Proceedings 33, 811–816.
Tilney, N. / Strom, T. / Paul, L. (1996): Transplantation Biology Cellular and Molecular Aspects, Lippincott-Raven.
Transplantationsgesetz (TPG): Gesetz über die Spende, Entnahme und Übertragung von Organen und Geweben vom 5. November 1997 (Bundesgesetzblatt 1997 I S. 2631). Zuletzt geändert durch Gesetz vom 4. September 2007 (Bundesgesetzblatt 2007 I S. 2206).
Tyden, G. / Donauer, J. / Wadström, J. / Kumelien, G. / Wilpert, J. / Nilsson, T. / Genberg, H. / Pisarski, P. / Tufveson, G. (2007): Implementation of a Protocol for ABO-Incompatible Kidney Transplantation – A Three-Center Experience With 60 Consecutive Transplantations. In: Transplantation: 83, 1153–1155.
Tyden, G. / Groth, C. (1992): Pancreas Transplantation. In: Starzl, T. (Hg.): Atlas of Organ Transplantation. New York: Raven Press, 8.4–8.21.
Webster, A. C. / Playford, E. G. / Higgins, G. et al. (2004): Interleukin 2 receptor antagonist for renal transplant recipients: a meta-analysis or randomized trails. In: Transplantation 77, 166–176.
Wesslau, C. / Gabel, D. / Grosse, K. / Krüger, R. / Kücük, O. / Nitzschke, F. P. / Manecke, A. / Polster, F. / Mauer, D. (2007): Wie groß ist das Potential an Organspendern? In: Anästhesiologie und Intensivmedizin 48, 506–517.
Whiting, J. / Woodward, R. / Zavala, E. / Cohen, D. / Martin, J. / Singer, G. / Lowell, J / First, M. / Brennan, D. / Schnitzler, M. (2000): Economic cost of expanded cri-

teria donors in cadaveric renal transplantation: Analysis of Medicare Payments. In: Transplantation 70(5), 755–760.

Wood, K. (2001): Aproaches to the Induction of Tolerance. In: Morris, P. / Saunders, W. B. (Hg.): Kidney Transplantation: principles and practice. Philadelphia: Elsevier, 326–343.

II. Rechtliche Aspekte der Organtransplantation

Hans-Ludwig Schreiber

1. Begriffsbestimmungen

Transplantation bedeutet die Übertragung von Organen, Körperteilen, Geweben und Zellen zu therapeutischen Zwecken.[1] Von *autologer* Transplantation spricht man, wenn eigene Gewebe und Körperteile des Menschen in seinem Organismus von der einen Stelle an eine andere verpflanzt werden; der Spender ist zugleich der Empfänger.

Eine *allogene* Transplantation liegt vor, wenn Organe und Gewebe von einem Spender auf einen anderen Menschen, den Empfänger, übertragen werden.

Zu unterscheiden ist die *postmortale* Transplantation, bei der nach dem Tod des Spenders eine Organübertragung auf einen lebenden Menschen stattfindet, von der Lebendtransplantation, bei der es um die Übertragung von einer lebenden Person auf einen anderen lebenden Menschen geht. Außer im Falle der autologen Transplantation geht es bei der Transplantation also stets um eine ärztliche Maßnahme, die nicht wie sonst in der Regel in der Medizin einen Patienten betrifft, sondern um zwei Beteiligte, den Gebenden (den Spender) und den Nehmenden (den Empfänger). Das erfordert besondere, von der »normalen« medizinischen Behandlung teilweise unterschiedene Regeln, die für die Entnahme, Vergabe, Verteilung und Annahme der Organe und Gewebe gelten.

Die Transplantation ist auch eine Sache des Rechtes, denn es geht bei ihr um Grundrechte, Rechte und Interessen, denn bei der Transplantation stoßen unterschiedliche, möglicherweise gegenläufige Interessen aufeinander. Auf der einen Seite stehen diejenigen, die ein Organ oder Gewebeteil brauchen, um zu leben, bzw. von Krankheit geheilt zu werden. Diesem »Bedarf« stehen Rechte und Interessen der »Inhaber« von Organen bzw. Geweben, der potentiellen Spender, gegenüber. Entnahme bzw. Gewin-

---

[1] Pschyrembel 2002 sowie Löw-Friedrich/Schoeppe 1996.

nung von Organen, die dabei angewandten Verfahren, weiter die Verteilung der gewonnenen Transplantate auf die, insbesondere bei Mangel an ihrer Verfügbarkeit auf die Transplantate wartenden Empfänger, bedürfen rechtlicher Regelung.

Die Transplantation von Organen, das heißt der Niere, des Herzens, der Lunge, der Leber, der Bauspeicheldrüse und des Dünndarms, sowie von Organteilen und Geweben, wie z. B. der Augenhornhaut, von Knochen und Knochenteilen, der Haut, von Herzklappen und Lebertelen sind heute etablierte, anerkannte klinische Behandlungsformen, sie entwickeln sich mit der regenerativen Medizin lebhaft weiter.

Die erste Nierentransplantation erfolgte 1954 in Boston durch Joseph Murray, sie war eine Lebendtransplantation, bei der der Spender seinem Zwillingsbruder eine Niere spendete.[2] Die erste Herztransplantation erfolgte durch Christian Barnard in Kapstadt/Südafrika im Jahr 1967.[3]

In Deutschland hat sich die Transplantation beginnend mit der Niere seit Mitte der sechziger Jahre lebhaft entwickelt. Im Jahre 2006 kam es in der Bundesrepublik Deutschland zu ca. 4000 Transplantationen.

2. Das Transplantationsgesetz vom 05. November 1997

Als eines der letzten Länder in Europa wurde in Deutschland eine gesetzliche Regelung über die Transplantation erlassen. Freilich fand die Transplantation vorher nicht in einem rechtsfreien Raum statt, vielmehr wurden die rechtlichen Regeln für die Transplantation aus Rechtssätzen von relativ hoher Allgemeinheit wie dem über den Tod hinauswirkenden Persönlichkeitsrecht des Spenders hergeleitet.

Das Transplantationsgesetz vom 05. November 1997, in Kraft getreten am 01. Dezember 1997,[4] markiert den Abschluss einer langen, teilweise lebhaft umstrittenen Entwicklung.[5] Es bedurfte seit Ende der 70er Jahre mehrerer Entwürfe, z. B. eines Transplantationsgesetzentwurfes der Bundesregierung im Jahre 1988 und eines Mustergesetzentwurfes der Länder 1994,[6] die keine Gesetzeskraft erlangten.

Das Gesetzgebungsverfahren wurde insbesondere durch Auseinander-

---

[2] Schroth 2005: Einleitung, Rn 37 ff. mit vielen weiteren Hinweisen.
[3] Schroth 2005: Einleitung, Rn 50.
[4] BGBL I S: 2631.
[5] Deutsch 1998: 777.
[6] Deutsch 1998; Nickel 2001: Einleitung TPG.

setzungen um den Todesbegriff (Hirntod) und über die Widerspruchs- bzw. Zustimmungslösung für die Organentnahme bestimmt.[7]

Das »Gesetz über die Spende, Entnahme und Übertragung von Organen« (Transplantationsgesetz abgekürzt TPG) vom 05.11.1997 bringt zunächst unmittelbar anwendbare Vorschriften für die Zulässigkeit der Entnahme von Organen bei Toten (§§ 3–7 TPG) und lebenden (§ 8 TPG) Organspendern. Darüber hinaus enthält das Gesetz Grundsätze und Richtlinien (§§ 9–12 TPG) für das Verfahren der Organgewinnung, die Verteilung und Übertragung bestimmter Organe, sowie für Meldungen, Datenschutz und Richtlinien zum Stand der medizinischen Wissenschaft bei der Transplantation (§ 16 TPG). Insbesondere für die Gewinnung und Verteilung von Organen gibt das Gesetz nur Prinzipien und Grundsätze vor. Herz, Niere, Leber, Lunge, Bauchspeicheldrüse und Darm sind sogenannte vermittlungspflichtige Organe (§ 9 TPG), wenn sie toten Spendern entnommen sind (§§ 3, 4 TPG). Sie dürfen nur in dafür zugelassenen Krankenhäusern (Transplantationszentren § 10 TPG) transplantiert werden und müssen dafür durch die Vermittlungsstelle vermittelt worden sein.

Die Organgewinnung einschließlich der Entnahme und ihrer Vorbereitung wird zur gemeinschaftlichen Aufgabe der Transplantationszentren und der anderen Krankenhäuser erklärt (§ 11 Abs. 1 TPG). Durch eine Koordinierungsstelle, die gemeinsam durch die Spitzenverbände der Krankenkassen, die Bundesärztekammer und die Deutsche Krankenhausgesellschaft oder die Bundesverbände der Krankenhausträger errichtet oder beauftragt wird, soll die Organgewinnung zentral organisiert werden (§ 11 TPG).[8] Das ist durch Vertrag geschehen. Die Deutsche Stiftung Organtransplantation (DSO) wurde als Koordinierungsstelle beauftragt.[9] Auf gleichem Wege wurde für die von der Gewinnung zu trennende Vermittlung der Organe eine Vermittlungsstelle benannt, zu der die Stiftung Eurotransplant in Leyden (Niederlande) bestimmt wurde (§ 12 TPG).[10] Der Erlass von Regeln über den Stand der Kenntnisse der medizinischen Wissenschaft in Richtlinien für die Vermittlung (§ 12 Abs. 3 TPG), wurde der Bundesärztekammer nach § 16 Abs. 1 Nr. 5 TPG übertragen. Für die Gewinnung und Vermittlung der Organe traf das Gesetz selbst keine unmit-

---

[7] Nickel 2001; Deutsch 1998.
[8] Zu den Prinzipien dieser Regelung näher Schreiber 2000a; Schreiber 2002; Schroth/Gutmann 2005: § 9 TPG, Rn 4 ff. mit eingehender Kritik an der gesetzlichen Regelung sowie Heuer/Conrads 1997, Joo 2004 und Jung 2004.
[9] Vgl. dazu Teil I Abs. 6
[10] Bekanntmachung der Verträge nach §§ 11 und 12 des Transplantationsgesetzes.

telbare Festlegung, es übertrug Errichtung und Beauftragung von Einrichtungen den genannten Institutionen der Selbstverwaltung der Ärzteschaft, der Krankenkassen und der Krankenhäuser, eine Festlegung, die, worauf noch einzugehen sein wird, Kritik erfahren hat.

3. Die Neufassung des Transplantationsgesetzes im Jahre 2007

Durch das »Gesetz über Qualität und Sicherheit von menschlichen Geweben und Zellen (Gewebegesetz)« vom 20. Juli 2007[11], das der Umsetzung der Richtlinie 2004/23 EG vom 31.03.2004 des Europäischen Parlamentes und des Rates[12] dienen soll, ist das Transplantationsgesetz neu gefasst und geändert worden. Sicherheitsstandards und Qualitätsregeln für Spende, Beschaffung, Testung, Verarbeitung und Lagerung von menschlichen Geweben und Zellen werden im Anschluss an die Europäische Richtlinie formuliert. Der Anwendungsbereich des Transplantationsgesetzes wird erweitert auf Knochenmark, embryonale und fötale Organe sowie auf menschliche Zellen und Gewebe. Deren Entnahme und Verwendung wird im Einzelnen nach arzneimittelrechtlichen Prinzipien geregelt.[13]

Gesetzlich definiert werden Organe und Gewebe in § 1 a Nr. 1 und 4 des Gesetzes. Organe sind danach mit Ausnahme der Haut alle aus verschiedenen Geweben bestehende Teile des menschlichen Körpers, die in Bezug auf Struktur, Blutgefäßversorgung und Fähigkeit zum Vollzug physiologischer Funktionen eine funktionale Einheit bilden, einschließlich der Organteile und einzelnen Gewebe oder Zellen eines Organs, die zum gleichen Zweck wie das ganze Organ im menschlichen Körper verwendet werden können.[14]

Als Gewebe definiert werden alle aus Zellen bestehenden Bestandteile des menschlichen Körpers, die keine Organe nach Nr. 1 sind, einschließlich einzelner menschlicher Zellen.[15] Sonderregeln für Gewebe gelten hinsichtlich einer Verordnungsermächtigung (§ 16 a TPG) und besonderer

---

[11] BGBl I(2007): 1574 ff.
[12] Amtsblatt EU Nr. L 102, S. 48 ff. vom 07. April 2004.
[13] §§ 4a, 8a Transplantationsgesetz neuer Fassung; §§ 20b, 20c, 21 Arzneimittelgesetz; vgl. dazu auch Seelmann 2007.
[14] TPG: § 1a Nr. 1.
[15] TPG: § 1a Nr. 4.

arzneimittelrechtlicher Bestimmungen für die Gewinnung und Zubereitung von Geweben und Gewebezubereitungen.[16] Das Arzneimittelgesetz ordnet in § 2 Abs. 3 Nr. 8 AMG an, dass Arzneimittel keine Organe i. S. des § 1 a Nr. 1 TPG sind, wenn sie zur Übertragung auf menschliche Empfänger bestimmt sind.

Die mögliche Entnahme eines vermittlungspflichtigen Organs hat Vorrang vor der Entnahme von Geweben, sie darf nicht durch eine Gewebeentnahme beeinträchtigt werden. Die Entnahme von Geweben bei einem möglichen Spender vermittlungspflichtiger Organe nach § 11 Abs. 4 S. 2 TPG ist erst dann zulässig, wenn eine von der Koordinierungsstelle beauftragte Person dokumentiert hat, dass die Entnahme oder Übertragung von vermittlungspflichtigen Organen nicht möglich ist oder durch die Gewebeentnahme nicht beeinträchtigt wird (§ 9 Abs. 2 TPG).

4. Organgewinnung vom Verstorbenen und vom Lebenden

Die Regeln über die Organentnahme beim Verstorbenen enthält das TPG in seinem zweiten Abschnitt (§§ 3–7 TPG), die beim Lebenden regelt es in § 8 TPG. Die Organentnahme beim toten Organspender ist nach § 3 Abs. 1 TPG nur zulässig, wenn der Organspender selbst oder ein Angehöriger (§ 4 TPG) in die Entnahme eingewilligt hat, der Tod des Organspenders festgestellt ist und der Eingriff durch einen Arzt vorgenommen wird. Der Tod des Organspenders muss nach Regeln festgestellt sein, die dem Stand der Erkenntnisse der medizinischen Wissenschaft entsprechen (§ 3 Abs. 1 Nr. 2 TPG). Neben der Zustimmung des Organspenders oder einer anderen dazu berufenen Person, ist der Tod des Spenders die entscheidende Grundvoraussetzung für die postmortale Organtransplantation.

4.1 Todesbegriff und Hirntodkriterium

Die Frage des Todesbegriffs und des Todeszeitpunktes war für das Recht lange Zeit keine Zweifelsfrage, sie wurde dann im Gesetzgebungsverfahren für das Transplantationsgesetz zu einem der wesentlichen Streitpunk-

---

[16] Art. 2 des Gewebegesetzes mit Einfügung neuer Bestimmungen in §§ 20b, 20c, 21a Arzneimittelgesetz.

te. Heute wird der Tod als zentrales, normatives Kriterium für die Transplantationsmedizin bezeichnet.[17]
Lange galt der Tod für das Recht als unproblematisch. So heißt es in der klassischen Definition von Savignys im Jahre 1840,[18] der Tod als die Grenze der natürlichen Rechtsfähigkeit sei ein so einfaches Naturereignis, dass derselbe nicht wie die Geburt eine genauere Festlegung seiner Elemente nötig mache. Man ging vom Stillstand des Kreislaufs und der Atmung aus und bezeichnete diesen Zustand als Tod. Gemeint war damit der Zeitpunkt, bis zu dem menschliches Leben aufrechterhalten bzw. verlängert werden konnte. Der Herz- und Kreislauftod markierte den Moment, an dem der Arzt praktisch seine Tätigkeit aufgeben musste, er bezeichnete das Ende menschlicher Möglichkeiten, das Leben zu erhalten.

Dieser so genannte klassische Todesbegriff wurde mit der Weiterentwicklung der Medizin fragwürdig.[19] Herz- und Kreislaufstillstand waren nicht mehr das definitive Ende medizinischer Behandlung. Durch Wiederbelebung konnte der Kreislauf wieder in Gang gebracht und damit der Tod überwunden werden, wenn das Gehirn noch intakt war. Erst wenn das Gehirn als das zentrale Steuerungsorgan des Menschen vollständig ausfiel, war der Stillstand von Herz und Kreislauf endgültig. Dann erst war ein Mensch als tot zu bezeichnen. Man musste bei Gesamtausfall des Gehirns die künstliche Beatmung nicht mehr aufrechterhalten. Andererseits ergab sich, dass zur Transplantation geeignete noch durchblutete Organe nur dann zur Verfügung stehen würden, wenn man sie bei Weiterbeatmung im Zustand des totalen Hirnausfalls entnehmen konnte.[20] Das Harvard-Komitee entwickelte zuerst das Hirntodkonzept im Jahre 1968, nach dem der Mensch tot sei, wenn das Gehirn als das zentrale Steuerungsorgan irreversibel ausgefallen ist.[21] Freilich ist damit nicht alles Leben im Menschen beendet, der Tod ist kein Moment, sondern ein Prozess. Einzelne Organe und Zellen sterben erst später nacheinander ab. Aber mit dem totalen Funktionsausfall des Gehirns fällt nicht nur ein spezielles Organ

---

[17] Höfling/Rixen 2003: § 3 TPG, Rn 7 und Rosenberg 2008.
[18] von Savigny 1840: 17.
[19] Geilen 1968; Schreiber 1995; Leipziger Kommentar 2005: § 168, Rn 10; Schroth 2005: vor §§ 3, 4, Rn 3 ff. sowie Aries 1996, Korein 1978, Schmidt-Recla 2004 und Schreiber 1983 mit vielen weiteren Nachweisen.
[20] Vgl. im Einzelnen näher Geilen 1968; Schreiber 1999 sowie Ach/Quante 1999, Bondolfi/Kostka/Seelmann, 2003, Dietrich 2003 sowie Eigler 1999 und Strüber 2007. Engels/Badura-Lotter/Schicktanz 2000.
[21] Beecher 1968. Zur Entwicklung des Hirntodbegriffes, Höfling/in der Schmitten 2003: § 3 TPG, zur Entwicklung der Hirntodkonzeption: Rn 1 ff., zum Harvard-Committee: Rn 19 ff.

des Menschen aus, sondern der Organismus als Einheit ist beendet, mit dem Ende des Gehirns existiert der Mensch als Gesamtheit nicht mehr. Mit dem Hirntod hat der Mensch irreversibel die Möglichkeit zur Wahrnehmung, zur Bildung von Bewusstsein und zu Handlungen verloren. Damit ist er als biologischer Organismus und als physisch-geistiges Wesen zu Ende.[22] Eine Verpflichtung zu weiterer Therapie besteht nicht mehr, ein zu schützendes Leben ist nicht mehr vorhanden. Daher dürfen dann auch Organe zur Transplantation entnommen werden.

Gegen dieses Hirntodkonzept hat sich eine Gruppe von Gegnern aus verschiedenen Disziplinen gewendet.[23] Die Gegner des Hirntodes, die bis heute teilweise aktiv sind, sprechen von einer unmenschlichen, verfassungswidrigen Halbierung des Menschen, wenn man das Gesamtgehirn als zentrales Organ des Menschen ansehe und das Leben damit auf das Gehirn reduziere. Auf die Möglichkeiten des Weiterlebens, auf das Bewusstsein bzw. ein bestimmtes Maß an Kognitivität komme es nicht an. Maßgeblich sei das Leben als körperliches Dasein, das beim Hirntod noch vorhanden sei, so argumentiert Höfling, einer der engagiertesten Kritiker des Hirntodes. Hirntod sei ein Übergangszustand im Sterbeprozess, dieser sei aber dem Leben zuzurechnen.[24]

Die überwiegende Mehrheit in der weltweiten Diskussion geht aber vom Hirntodkonzept aus.[25] Mit dem Ausfall des Gesamtgehirns ist der Mensch als integrationsfähiger Organismus irreversibel beendet. Er ist als Person nicht mehr vorhanden und als körperliches Wesen und lebende Person dann auch nicht mehr schutzwürdig.[26] In einzelnen Organen und Zellen noch ablaufende Stoffwechselprozesse machen nicht das Leben des Menschen aus. Andererseits reicht lediglich der Ausfall der Funktionen der Großhirnrinde für die Annahme des Todes nicht: Der so genannte Cortex-Tod wird von wenigen Stimmen, insbesondere in den USA, abgesehen,

---

[22] Tröndle/Fischer 2007: vor §§ 211–216, Rn 8; Schönke 2001: Vorbemerkung vor §§ 211 ff. StGB, Rn 16 ff. mit vielen weiteren Nachweisen; Bundesärztekammer 1998; Schlaake/Roosen 1997: 27 ff.; Oduncu 1998: 215 ff.; Schroth 2005: vor §§ 3,4 TPG, Rn 24. Vgl. auch Schöncke 2001.
[23] Höfling/Rixen 2003: § 3 TPG, Rn 11 ff.; Hoff/in der Schmitten 1994: Anhang zu § 3, zur Entwicklung der Hirntodkonzeption, eine kritische Analyse aus medizinischer Perspektive, Rn 1 ff.; Tröndle 1999: 779; Höfling 1995.
[24] Höfling/Rixen 2003: § 3 TPG, Rn 17 ff. und Byrne/Coimbra/Spaemann/Wilson 2005.
[25] Aus der neueren Literatur: Schroth 2005: vor §§ 3, 4 TPG, Rn 6 ff.; Heun, 1996: 213 ff.; Merkel 1999: 113 ff. mit weiteren Nachweisen.
[26] Schroth 2005: vor §§ 3, 4 TPG, Rn 22; ausführlich Klinge 1996: 175 ff.; Bundesärztekammer 1998 und Balkenohl/Blechschmidt u. a. 2000.

nicht anerkannt.[27] Die Annahme des Hirntodes knüpft an naturwissenschaftlich messbare Tatsachen an. Mit dem Hirntod ändert sich die gesteuerte Einheit des menschlichen Lebens. Es fehlt dann die Basis für das biologische und geistige Leben des Menschen.

Zutreffend hat Papst Johannes Paul II. am 29.08.2000 beim Transplantationskongress in Rom den Hirntod als ein zulässiges Kriterium für die Transplantation bezeichnet. Er hat ausgeführt, der Hirntod sei eine wissenschaftlich zuverlässige Methode zur Identifizierung der biologischen Anzeichen, die den Tod der menschlichen Person eindeutig beweisen.[28]

Das Transplantationsgesetz geht nach den streitigen Diskussionen während seiner Entstehungszeit im Ergebnis vom Hirntod aus, dies ist jedoch im Kompromisswege ungeschickt formuliert, vielleicht sogar missverständlich ausgedrückt.

Das TPG enthält zwei Regeln, in denen es mit unterschiedlichen Todesbegriffen arbeitet. In § 3 Abs. 1 Nr. 2 TPG verlangt das Gesetz, dass der Tod des Organspenders nach Regeln, die dem Stand der Erkenntnisse der medizinischen Wissenschaft entsprechen, festgestellt ist. In § 3 Abs. 2 Nr. 2 TPG legt das Gesetz dann fest, dass die Entnahme von Organen unzulässig ist, wenn nicht vor dieser Entnahme bei dem Organspender der endgültige, nicht behebbare Ausfall der Gesamtfunktion des Großhirns, des Kleinhirns und des Hirnstamms nach Verfahrensregeln, die dem Stand der Erkenntnisse der medizinischen Wissenschaft entsprechen, festgestellt ist.

Das ist eine im Wege des Kompromisses entstandene, ungewöhnliche Technik des Gesetzes. Es will für den Tod auf die Regeln der medizinischen Wissenschaft abstellen (§ 3 Abs. 1 Nr. 2 TPG). Durch eine doppelte Verneinung wird dann, wie Deutsch richtig bemerkt,[29] der Hirntod eingeführt, der geltender Mindeststandard für den Tod sein soll (§ 3 Abs. 2 Nr. 2 TPG). Es bleibt offen, ob die Medizin hinsichtlich des Todes noch zu anderen Regeln kommen wird.

Das Transplantationsgesetz hat in § 16 Abs. 1 Nr. 1 TPG der Bundesärztekammer eine Richtlinienbefugnis zur Frage der Todesfeststellung eingeräumt, von der die Bundesärztekammer Gebrauch gemacht und den Hirntod als wesentliches Kriterium und Verfahrensweg zu seiner Feststellung vorgeschrieben hat.[30]

---

[27] Klinge 1996: 140 ff. mit vielen Nachweisen; Johannes Paul II 2000.
[28] Johannes Paul II 2000.
[29] Deutsch 1998.
[30] Wissenschaftlicher Beirat der Bundesärztekammer, neueste Fassung der Richtlinien, Deut-

Auch Hirntodkritiker wie in der Schmitten räumen ein, dass der Hirntod untrennbarer Bestandteil des Transplantationsgesetzes geworden ist.[31]

4.2. Weitere Bedingungen der Organentnahme beim Toten

Die postmortale Organspende ist nur zulässig, wenn weiter eine Einwilligung des Organspenders vorliegt. Denn mit der Organentnahme wird in das postmortale Persönlichkeitsrecht des Organspenders eingegriffen. Die Einwilligung kann auf bestimmte Organe beschränkt werden (§ 2 Abs. 2 S. 2 TPG). Vom vollendeten 16. Lebensjahr an kann die Einwilligung, vom vollendeten 14. Lebensjahr an ein Widerspruch erklärt werden (§ 2 Abs. 2 S. 3 TPG). Subsidiär ist der nächste Angehörige zuständig (so genannte erweiterte Zustimmungslösung).

Fehlt eine schriftliche Einwilligung bzw. ein schriftlicher Widerspruch des Organspenders selbst, so ist nach § 4 Abs. 1 TPG der nächste Angehörige zu fragen. Die Angehörigen sollen zunächst Auskunft geben, ob ihnen eine Erklärung des Organspenders bekannt ist. Wenn das nicht der Fall ist, so ist die Entnahme bei Vorliegen der übrigen Voraussetzungen zulässig, wenn ein Arzt den Angehörigen über die mögliche Entnahme unterrichtet und dieser ihr zugestimmt hat. Der Angehörige hat bei seiner Entscheidung den mutmaßlichen Willen des möglichen Organspenders zu beachten, der Arzt hat den Angehörigen darauf hinzuweisen. Dieser kann mit dem Arzt vereinbaren, dass er seine Erklärung innerhalb einer bestimmten, vereinbarten Frist widerrufen kann.

Das Gesetz legt in § 4 Abs. 2 TPG fest, wer in der Rangfolge der Aufzählung nächster Angehöriger ist. Es sind Ehegatte, volljährige Kinder, Eltern, volljährige Geschwister und Großeltern. Sie kommen freilich nur in Betracht, wenn sie in den letzten Jahren vor dem Tod des Organspenders zu diesem persönlichen Kontakt hatten. Genau geregelt ist, dass es bei mehreren gleichrangigen Angehörigen genügt, wenn einer von ihnen beteiligt wird und eine Entscheidung trifft. Beachtlich ist aber der Widerspruch eines jeden Angehörigen. Machen Angehörige hinsichtlich des Inhaltes einer mündlichen Organspendeerklärung unterschiedliche Angaben, so ist eine Organentnahme unzulässig, sofern einer der nächsten Angehöri-

---

sches Ärzteblatt 1993, S. C 1975; zu den Richtlinien Schroth 2005: vor §§ 3, 4 TPG, Rn 31 ff.; Schreiber 2002.
[31] Höfling/in der Schmitten 2003: Anhang zu § 3 TPG, Rn 8.

gen mitteilt, dass der mögliche Organspender einer Explantation widersprochen hat.

Dem nächsten Angehörigen soll eine volljährige Person gleichstehen, die dem möglichen Organspender bis zu seinem Tod in besonderer persönlicher Verbundenheit offenkundig nahe gestanden hat. Wenn der in Frage kommende Organspender die Entscheidung über eine Organentnahme einer bestimmten Person übertragen hat, tritt diese an die Stelle der nächsten Angehörigen (§ 4 Abs. 3 TPG). Der Arzt hat Ablauf, Inhalt und Ergebnis der Beteiligung der Angehörigen zu dokumentieren (§ 4 Abs. 4 TPG).

Das Feststellungsverfahren nach § 4 TPG wird durch differenzierte Bestimmungen gesichert. Für die Feststellungen über den Tod sind jeweils zwei dafür qualifizierte Ärzte, die den Organspender unabhängig voneinander untersucht haben, heranzuziehen. Eine Ausnahme davon soll gelten, wenn die Untersuchung und Feststellung erfolgt, nachdem seit dem endgültigen nicht mehr behebbaren Stillstand von Herz und Kreislauf mehr als drei Stunden vergangen sind. Dann genügt ein Arzt (§ 5 Abs. 1 S. 2 TPG). In diesem Fall wird anhand des festgestellten Kreislauftodes auf den Hirntod geschlossen. Die an der Feststellung des Todes beteiligten Ärzte dürfen weder an der Entnahme noch an der Übertragung der Organe des Spenders beteiligt sein. Das Gesetz schreibt ausdrücklich vor, dass die Organentnahme unter Achtung der Würde des Organspenders in einer der ärztlichen Sorgfaltspflicht entsprechenden Weise durchgeführt werden muss (§ 6 TPG). Der Leichnam des Organspenders muss im würdigen Zustand zur Bestattung übergeben werden. Den nächsten Angehörigen ist Gelegenheit zu geben, den Leichnam zu sehen.

In § 5 Abs. 1 S. 2 TPG enthält das Gesetz für die Feststellung des Todes einen Redaktionsfehler. Es schreibt vor, dass abweichend von der Vorschrift, dass zwei dafür qualifizierte Ärzte den Tod festzustellen haben (§ 5 Abs. 1 S. 1 TPG), zur Feststellung nach § 3 Abs. 1 Nr. 2 TPG die Untersuchung durch einen Arzt genügt, wenn der endgültige, nicht behebbare Stillstand von Herz und Kreislauf mehr als drei Stunden zurückliegt. Das ist insbesondere von Bedeutung bei Gewebeentnahmen, die auch später nach dem Todeszeitpunkt möglich sind. Hier ist nur § 3 Abs. 1 Nr. 2 TPG zitiert und nicht auch § 3 Abs. 2 Nr. 2 TPG, der in der letzten Phase des Gesetzgebungsverfahrens, als es um einen Kompromiss in der Hirntodfrage ging, erst eingefügt wurde.

Da aber gegenwärtig davon auszugehen ist, dass die Feststellungen nach § 3 Abs. 1 Nr. 2 TPG und § 3 Abs. 2 Nr. 2 TPG in der Sache übereinstimmen, das heißt, dass der Hirntod den Regeln der medizinischen

Wissenschaft entspricht, wird die Bestimmung dahin auszulegen sein, dass die Untersuchung nach drei Stunden unter beiden Gesichtspunkten nur durch einen Arzt erfolgen muss.[32]

4.3. Organentnahme beim Lebenden

Im dritten Abschnitt des Transplantationsgesetzes findet sich in § 8 TPG in Bezug auf die Lebendspende eine knappe, eher restriktive Regelung. Die Zahl der Organlebendspender hat in den letzten Jahren stetig zugenommen. Lagen die Anteile der Nierenlebendspender in Deutschland im Jahre 1995 noch bei 5%, so sind sie im Jahre 2005 auf über 20% gestiegen. Die Organentnahme beim Lebenden enthält zwar für den Spender ein medizinisches Risiko, gilt aber inzwischen als zulässiger Routineeingriff, was Transplantationen der Niere und Teile der Leber, der Bauchspeicheldrüse und des Dünndarms angeht.[33]

Der wesentliche Unterschied zwischen der Transplantation bei Toten und der Lebendspende liegt darin, dass es sich nicht um eine anonyme Spende, sondern um eine gezielte Spende an eine bestimmte Person handelt. Das macht § 8 Abs. 1 S. 2 TPG deutlich, der die zulässigen Empfänger auf Verwandte ersten oder zweiten Grades, Ehegatten, Lebenspartner, Verlobte oder andere Personen beschränkt, die dem Spender in besonderer persönlicher Verbundenheit offenkundig nahe stehen. Nach Beschluss des Bundesverfassungsgerichts vom 11.08.1999 ist diese Restriktion des Empfängerkreises verfassungsrechtlich zulässig.[34] Teilweise wird sie für verfassungswidrig[35] gehalten.

Nach dem Gesetz ist die Lebendspende gegenüber der Organentnahme vom Verstorbenen subsidiär. § 8 Abs. 1 Nr. 3 TPG lässt sie nur zulässig sein, wenn ein geeignetes Organ eines postmortalen Spenders zum Zeitpunkt der Organentnahme nicht zur Verfügung steht. Diese Subsidiarität ist bestritten, sie wird als zu weit gehende Beschränkung bezeichnet. Sie soll die Freiwilligkeit der Lebendspende sichern und eine Kommerzialisie-

---

[32] anders Schroth 2005: § 5 TPG, Rn 3, der hier Bedarf für eine gesetzgeberische Korrektur sieht.
[33] Besold/Rittner 2005; Kirste 2002; Gutmann/Schroth 2002, Pfeiffer 2004 und Kress 2000 mit einem Überblick über die Regelungsmodelle in Europa; vgl. auch Schreiber 1991; Schreiber 2004; Terasaki/Cecka/Gjertson/Takemoto 1995 und Walter 2008.
[34] Bundesverfassungsgericht NJW (1999), S. 3399 ff. in einem ausführlich begründeten Nichtannahmebeschluss.
[35] Schroth/Gutmann 2005: § 8, Rn 27 ff.

rung verhindern. Freilich hindert die Subsidiarität die Lebendspende sachlich nicht wesentlich, da eine Lebendspende für einen Zeitpunkt vorbereitet werden kann, zu dem ein post mortem gespendetes Organ nach Anfrage nicht zur Verfügung steht. Ob eine gesetzliche Beschränkung auf familiäre und persönliche Verbundenheit notwendig und zulässig ist, erscheint zweifelhaft.[36] Gerade in Verwandtenbeziehungen ist die Freiwilligkeit häufig nicht unproblematisch.

Das Gesetz schreibt weiter vor, dass der Spender volljährig und einwilligungsfähig ist (§ 8 Abs. 1 Nr. 1 TPG), dass er auch über mögliche mittelbare Folgen und Spätfolgen für seine Gesundheit sowie über die zu erwartende Erfolgsaussicht der Organübertragung und sonstige Umstände, denen er erkennbar eine Bedeutung für die Organspende beimisst, durch einen Arzt aufzuklären ist. Die Aufklärung ist formalisiert, sie muss in Anwesenheit eines weiteren Arztes erfolgen. Eine Niederschrift ist aufzunehmen, die von den aufklärenden Personen, dem weiteren Arzt und dem Spender zu unterzeichen ist (§ 8 Abs. 2 TPG). Die Niederschrift muss auch eine Angabe über die versicherungsrechtliche Absicherung der gesundheitlichen Risiken des Spenders enthalten. Die Einwilligung kann schriftlich oder mündlich widerrufen werden.

Darüber hinaus muss die ärztliche Indikation für die Eignung als Spender und für die Übertragung auf den Empfänger gegeben sein (§ 8 Abs. 1 Nr. 1 c und Nr. 2 TPG). Das Gesetz will Sorge dafür tragen, dass der Eingriff beim Spender, der ja für diesen keinen Heileingriff darstellt, keine weiteren Schäden anrichtet. Allein die autonome Entscheidung des Spenders reicht nicht aus. Der Spender darf nicht über das Operationsrisiko hinaus gesundheitlich gefährdet oder über die unmittelbaren Folgen der Entnahme hinaus gesundheitlich schwer beeinträchtigt werden. Nach ärztlicher Beurteilung muss die Übertragung auf den vorgeschlagenen Empfänger geeignet sein, das Leben dieses Menschen zu erhalten oder bei ihm eine schwerwiegende Krankheit zu heilen, ihre Verschlimmerung zu verhüten oder ihre Beschwerden zu lindern.

Als weitere Voraussetzung nennt das Gesetz das Gutachten einer nach Landesrecht zuständigen Kommission darüber, ob begründete tatsächliche Anhaltspunkte dafür vorliegen, dass die Einwilligung in die Spende nicht freiwillig erfolgt oder das Organ Gegenstand verbotenen Handeltreibens

---

[36] Schreiber 2006b: 93; strikt ablehnend Gutmann/Schroth 2002: 128, unter Hinweis auf andere europäische Modelle; Schroth/Gutmann 2005: § 8 TPG, Rn 29 halten die Regelung für verfassungswidrig, da sie in die Handlungsfreiheit des Spenders eingreife; so auch Breyer et al. 2006: 59 ff.

nach § 17 TPG ist. Der Kommission, die nur diese, nicht aber die weiteren Voraussetzungen der Lebendspende, wie etwa die Indikation, zu prüfen hat, muss ein Arzt angehören, der weder an der Entnahme noch an der Übertragung von Organen beteiligt ist noch Weisungen eines Arztes untersteht, der an solchen Maßnahmen beteiligt ist. Weiter muss ihr eine Person mit der Befähigung zum Richteramt, sowie eine in psychologischen Fragen erfahrene Person angehören. Letzteres ist wegen des Problems der Freiwilligkeit der Spende vorgesehen.

In allen Bundesländern sind inzwischen Ausführungsgesetze hinsichtlich der Zusammensetzung und des Verfahrens der Kommissionen ergangen.[37] Die Kommissionen binden rechtlich mit ihrem Gutachten die handelnden Beteiligten nicht, sie sind lediglich Gremien »privilegierter Beratung«.[38]

Kontrovers diskutiert wird die Frage der so genannten Überkreuz- oder auch Crossoverspende. Dabei geht es um Fälle, in denen miteinander verwandte oder sich nahe stehende Personen zur Lebendspende bereit sind, aber aus medizinischen Gründen, insbesondere wegen einer Blutgruppenunverträglichkeit, eine Spende nicht möglich ist. In derartigen Konstellationen besteht die Möglichkeit, solche Verwandte oder nahe stehende Personen mit einem anderen Paar, das spendebereit ist, aber medizinisch das gleiche Problem hat, zusammenzuführen und zwei Lebendspenden »über Kreuz« durchzuführen.[39]

Die Zulässigkeit dieser Überkreuzspende ist umstritten. Einigkeit besteht darin, dass es sich dabei nicht um Organhandel handelt.[40] Strittig ist, in welcher Art und welcher Dauer das gesetzlich in § 8 Abs. 1 S. 2 TPG geforderte Näheverhältnis bestehen muss.[41] Eine besondere persönliche Verbundenheit kann bereits in einer aufgrund gemeinsamer Notlage bestehenden Schicksalsgemeinschaft der Betroffenen gefunden werden.[42] Die Einwände Gutmanns gegen diese Auslegung dieser Bestimmung überzeugen nicht.[43] Im Ergebnis kann auch Gutmann Überkreuzspenden nicht für

---

[37] Schroth/Gutmann 2005: § 8 TPG, Rn 33; vgl. dazu auch Teubner 2006.
[38] Schroth/Gutmann 2005: § 8 TPG, Rn 54.
[39] Schroth/Gutmann 2005: § 8 TPG, Rn 36.
[40] Nickel/Preisigke 2004; Bundessozialgericht (BSG) 2004.
[41] Nickel/Schmidt/Preisigke/Sengler, TPG Einleitung; Gutmann/Schroth, Organlebendspende in Europa 2002: 8; Koch 2000; Schreiber 2000b; Schreiber 2006: 96.
[42] BSG 2004; Seidenath 1998: 253; ähnlich Nickel 2001; ablehnend Schroth/Gutmann 2005: § 8 TPG, Rn 36; für das vom Gesetzgeber geforderte Näheverhältnis bestehe ein restriktives Leitbild, es müsse sich um eine gemeinsame längere Bindung über einen längeren Zeitraum handeln.
[43] Schroth/Gutmann 2005: § 8 TPG, Rn 36 am Ende.

falsch halten. Er will dann schließlich einen kurzen Zeitraum von drei bis vier Monaten für das Entstehen einer besonderen persönlichen Verbundenheit ausreichen lassen.[44] Das Gesetz erscheint auch den Kritikern der Überkreuzlösung reformbedürftig. Gutmann spricht von einem offensichtlich unbilligen Ergebnis der gesetzlichen Beschränkung des Spenderkreises. In aller Regel kann gegen die Überkreuzspende nicht der Vorwurf des Organhandels (§ 17 Abs. 1 TPG) erhoben werden, auch eine Strafbarkeit nach § 19 Abs. 2 TPG liegt nicht vor.

Für rechtsstaatlich nicht hinnehmbar hält Gutmann wegen der Rechtschutzgarantie des Artikel 19 Abs. 4 GG den praktischen Ausschluss einer Überprüfung, trotz ihrer fehlenden Verbindlichkeit.[45]

Ob das strafrechtlich sanktionierte Verbot des § 17 TPG, mit Organen, die einer Heilbehandlung zu dienen haben, Handel zu treiben, haltbar ist, wird bezweifelt. Neuerdings tritt das Projekt der Europäischen Akademie, Bad Neuenahr/Ahrweiler, für unterschiedliche Modelle der Zulässigkeit der Käuflichkeit von Organen ein.[46] Die Argumente gegen den öffentlichen Organkauf werden angesichts der bestehenden Notlage nicht für durchgreifend gehalten. Vorgeschlagen werden staatlich festgelegte, nicht verhandelbare Preise. Gewinne für Dritte blieben damit ausgeschlossen.

Auch die Europäische Geweberichtlinie und das neue Gewebegesetz sehen insofern die Zulässigkeit einer Entgeltlichkeit vor, als pharmazeutische und andere Vorbereitungen, etwa bei Herzklappen und Lebertailen, gegen Entgelt zugelassen werden (§ 17 I TPG). Dem gänzlichen Fortfall des Entgeltlichkeitsverbotes stehen aber im Hinblick auf das Nichtkommerzialisierungsgebot des menschlichen Körpers der europäischen Grundrechtscharta Bedenken entgegen.[47] Fraglich ist auch, ob dem Organmangel durch eine Zulassung der Entgeltlichkeit begegnet werden kann.[48]

---

[44] Thiel 2000.
[45] Schroth/Gutmann 2005: § 8 TPG, Rn 65 und Baltzer 1998.
[46] Breyer et al. 2006: 233 sowie Schroth 1998.
[47] Schreiber 2006b und Schroth 1997.
[48] Schreiber 2006b; für eine grundsätzliche Beibehaltung des Handelsverbotes wohl auch Höfling/Rixen 2003: § 18 TPG, Rn 21.

5. Organgewinnung und Allokation in der Bundesrepublik Deutschland

5.1. *Allgemeine Regeln für Organgewinnung und Allokation*

Neben den detaillierten Voraussetzungen für die Entnahme von Organen bei toten und lebenden Spendern (§§ 3–8 TPG) enthält das Recht für die Organgewinnung und Verteilung nur Grundsätze, einige Prinzipien und Verfahrensregeln (§§ 9–12 TPG). Ob das ausreicht, wird in der Literatur bezweifelt.[49]

Herz, Niere, Leber, Lunge, Bauchspeicheldrüse und Darm sind so genannte vermittlungspflichtige Organe, wenn sie toten Spendern entnommen worden sind (§§ 3, 4 TPG). Sie dürfen nur in dafür zugelassenen Krankenhäusern (Transplantationszentren) transplantiert werden (§§ 9, 10 TPG) und sie müssen dazu durch die Vermittlungsstelle vermittelt worden sein (§ 9 S. 2 TPG). Die Organgewinnung wird zur gemeinschaftlichen Aufgabe der Transplantationszentren und der anderen Krankenhäuser erklärt. Durch eine Koordinierungsstelle soll diese zentral organisiert werden (§ 11 TPG).

Damit wird das Feld der Gewinnung und der Verteilung der knappen Organe nicht mehr dem Belieben oder Übereinkommen der Transplantationszentren überlassen, sondern gesetzlichen Regeln unterworfen. Es bleibt aber bei einer Grundsatzregelung. Die Bestimmung einer Koordinierungsstelle für die Gewinnung und einer davon getrennten Vermittlungsstelle für die Verteilung wird durch Verträge aufgrund gesetzlicher Ermächtigung Organen der Selbstverwaltung, der Bundesärztekammer, den Krankenkassen und der Krankenhausgesellschaft überlassen (§ 11 Abs. 2, § 12 Abs. 4 TPG). Hilfsweise hat sich die staatliche Seite vorbehalten, Vermittlungsstelle und Koordinierungsstelle selbst durch Rechtsverordnung mit Zustimmung des Bundesrates zu bestimmen, falls ein Vertrag nicht innerhalb von zwei Jahren nach in Kraft treten des Transplantationsgesetzes zustande kommt (§ 11 Abs. 6, § 12 Abs. 6 TPG).

Unter Überschreitung der Zweijahresfrist sind die genannten Verträge nach schwierigen Verhandlungen, insbesondere über die Finanzierungsfragen, zustande gekommen und im Bundesanzeiger nach Genehmigung durch das Bundesgesundheitsministerium bekannt gemacht worden.[50] Sie bestimmen die Deutsche Stiftung Organtransplantation in Frankfurt als

---

[49] Schroth/Gutmann 2005: § 9 TPG, Rn 5.
[50] Bundesanzeiger 2000, Nr. 31 a; Bekanntmachungen der Verträge nach §§ 11 und 12 des

Koordinierungsstelle sowie die Stiftung Eurotransplant in Leyden/Niederlande, beide seit längerem in der Transplantation- und Organvermittlung tätig, zur Vermittlungsstelle. Die Verträge regeln die Aufgaben und die Organisation der Gewinnung und Vermittlung vermittlungspflichtiger Organe mit Wirkung zugleich für die Transplantationszentren (§ 11 Abs. 2, § 12 Abs. 4 TPG). Kraft Gesetzes sind die Verträge damit Verträge zu Gunsten und zu Lasten Dritter.

Für die Vermittlung der Organe wird als Grundsatz lediglich in § 12 Abs. 3 TPG vorgeschrieben, dass sie nach Regeln, die dem Stand der Erkenntnisse der medizinischen Wissenschaft entsprechen, insbesondere nach Erfolgsaussicht und Dringlichkeit für geeignete Patienten zu vermitteln sind. Die Wartelisten der Transplantationszentren sind dabei als einheitliche Warteliste zu behandeln. Das bringt das gesetzliche Prinzip der strikt patientenbezogenen überregionalen Verteilung der Organe zum Ausdruck.

Für die Regeln der Organvermittlung nach § 12 Abs. 3 TPG sowie für die Regeln zur Aufnahme in die Warteliste nach § 10 Abs. 2 TPG wird der Bundesärztekammer durch § 16 Abs. 1 Nr. 2 und Nr. 5 TPG die Aufgabe übertragen, den Stand der Kenntnisse der medizinischen Wissenschaft in Richtlinien festzustellen. Die Einhaltung des Standes der Erkenntnisse der medizinischen Wissenschaft wird vermutet, wenn die Richtlinien der Bundesärztekammer beachtet worden sind (§ 16 Abs. 2 TPG).

Die zur Vermittlungsstelle bestimmte Stiftung Eurotransplant hat Anwendungsregeln für die Organvermittlung auf der Grundlage der jeweils geltenden Richtlinien der Bundesärztekammer zu erstellen. Für Eurotransplant sind die Richtlinien der Bundesärztekammer für die Vermittlung der Organe verbindlich.

Für die Vermittlung eines Organs ist die Aufnahme in eine Warteliste erforderlich, die von den einzelnen Transplantationszentren geführt wird (§ 10 Abs. 2 Nr. 1 TPG); diese Wartelisten sind aber für die Vermittlungsentscheidung als eine einheitliche Warteliste zu behandeln (§ 12 Abs. 3 S. 2 TPG). Die Aufstellung der Wartelisten wurde von den Zentren vor der gesetzlichen Regelung unterschiedlich gehandhabt, die Aufnahme in die Warteliste ist aber jetzt von einer unverbindlichen Vormerkung zu einem formellen Akt und zur notwendigen Bedingung für die künftige Vermittlung eines Organs geworden (§ 10 Abs. 2 Nr. 1 und Nr. 2 TPG). Sie erfolgt nicht nach Ermessen der Transplantationszentren,

---

Transplantationsgesetzes. Nebenbekanntmachung der Verträge in der seit dem 1. Januar 2004 geltenden Fassung in Bundesanzeiger 2005 Nr. 124a vom 6. Juli 2005.

sondern muss den in den Richtlinien der Bundesärztekammer genannten Kriterien genügen (§ 16 Abs. 1 Nr. 2 TPG).[51] Wie für die Vermittlungsentscheidung gelten für die Aufnahme in die Warteliste Regeln, die dem Stand der Erkenntnisse der medizinischen Wissenschaft entsprechen (§ 12 Abs. 3 TPG).

Die beiden vorrangigen Kriterien Erfolgsaussicht und Dringlichkeit sind nicht bruchlos miteinander in Einklang zu bringen, sie können im Einzelfall deutliche Gegensätze bilden. Die von der Bundesärztekammer entwickelten Richtlinien versuchen ein Mischsystem zwischen beiden Kriterien zu entwickeln, um eine Transplantation mit großer Erfolgsaussicht und weniger dringlichem Zustand bei besonders dringlichen Indikationen mit häufiger jedoch schlechterer Prognose zu erreichen. Für Einzelfälle geben die Richtlinien der hohen Dringlichkeit Vorrang, wenn eine lebensbedrohliche Situation gegeben ist. Anders interpretiert dies Höfling, der dem Gesetzgeber vorwirft, zwischen den Kriterien nicht selbst abgewogen zu haben, und den Richtlinien der Bundesärztekammer einen »Kriterienmix« vorhält, der zu einem nur schwierig zu durchschauenden Geflecht wechselseitiger Relativierung von Dringlichkeit und Erfolgsfaktoren geführt hat.[52] Mit Recht spricht Gutmann vom Zielkonflikt zwischen Erfolgsaussicht und Dringlichkeit als dem normativen Grundproblem der Organallokation schlechthin,[53] er vermag aber keine anderen Grundkriterien für eine Lösung anzugeben.

Die Richtlinien der Bundesärztekammer für die Aufnahme in die Warteliste und für die Organvermittlung durch Eurotransplant sind für die einzelnen Organe, und zwar für die Nieren-, die Leber-, die Herz-Lungen- und die Lungentransplantation, gesondert angelegt und bilden ein umfängliches, detailliertes Regelwerk, das im Deutschen Ärzteblatt und im Bundesanzeiger mit seinen regelmäßigen Änderungen abgedruckt wird.[54]

5.2. *Regeln aus der Warteliste für die Niere und die Vermittlung der Niere*

Hier sollen exemplarisch zur Verdeutlichung des Charakters der Richtlinien einige Regeln aus der Warteliste über die Niere und die Vermittlung der

---

[51] Schreiber/Haverich 2000.
[52] Höfling 2003: § 12 TPG, Rn 24; ebenso Gutmann/Land 1997: 120; Schroth/Gutmann 2005: § 12 TPG, Rn 24.
[53] Schroth/Gutmann 2005: § 12 TPG, Rn 24.
[54] Vgl. Fußnote 49.

Niere angeführt werden (Bundesanzeiger 2005, vom 06. Juli 2005, Nr. 124 a, S. 25).

Nach einer Präambel über Zwecke und Grundsätze der Transplantation werden Richtlinien für die Aufnahme in die Warteliste zur Nierentransplantation entwickelt.

Ausschlaggebend für die Aufnahme in die Warteliste ist der voraussichtliche Erfolg einer Transplantation. Kriterien des Erfolges sind das Überleben des Empfängers, die längerfristig gesicherte Transplantatfunktion sowie die verbesserte Lebensqualität. Die Entscheidungsgründe sind zu dokumentieren.

Der Patient ist vor Aufnahme in die Warteliste über die Risiken, Erfolgsaussichten und längerfristigen medizinischen, sozialen und psychischen Auswirkungen einer Transplantation aufzuklären.

Die Entscheidung über die Aufnahme eines Patienten in die Warteliste trifft das Transplantationszentrum unter Berücksichtigung der individuellen Situation des Patienten (Patientenprofil) und im Rahmen des angebotenen Behandlungsspektrums (Zentrumsprofil I 6.).

Indikation für die Nierentransplantation und die Aufnahme in die Warteliste ist das nicht rückbildungsfähige terminale Nierenversagen, das zur Erhaltung des Lebens eine Dialyse erforderlich macht oder in Kürze erforderlich machen wird.

Als Kontraindikationen für die Aufnahme in die Warteliste werden genannt (Ziff. 2) nicht kurativ behandelte bösartige Erkrankungen, klinisch manifeste Infektionserkrankungen, schwerwiegende zusätzliche Erkrankungen, wie Herz- und Gefäßerkrankungen, Bronchial- und Lungenerkrankungen, Lebererkrankungen, die entweder ein vitales Risiko bei der Transplantation darstellen oder den längerfristigen Transplantationserfolg in Frage stellen. Die Compliance des Empfängers soll geprüft werden.

Die jeweils aktuellen Veröffentlichungen der Fachgesellschaften und die in der Richtlinie angegebene Literatur sind bei den Abwägungen zu berücksichtigen.

Die Richtlinien für die Organvermittlung zur Nierentransplantation (Bundesanzeiger 2005, S. 32 ff.) nennen unter den gesetzlichen Grundlagen als Grundsätze vor allem die Erfolgsaussicht und Dringlichkeit (§ 12 Abs. 3 S. 1 TPG) sowie die Chancengleichheit.

Als Kriterium und Verfahrensregel zur Allokation (II 1.) wird dann zunächst die Blutgruppenkompatibilität im ABO-System genannt. Angestrebt werden soll weiter im Hinblick auf den langfristigen Transplantationserfolg eine möglichst weitgehende Übereinstimmung der HLA-Merkmale, die mit 40% gewichtet werden, die Mismatch-Wahrscheinlichkeit, das heißt die Wahrscheinlichkeit, ein in den HLA-Merkmalen übereinstimmendes Organ angeboten zu bekommen, wird auf der Grundlage der Verteilung der HLA-Merkmale mit 10% in Ansatz gebracht. Die Wartezeit als Dringlichkeitsfaktor bei der Organallokation fällt mit 30% ins Gewicht. Die Konservierungs- und Transportzeit soll mit 20% Berücksichtigung finden. Hochimmunisierte Patienten sollen in Sonderprogrammen berücksichtigt werden. Ein besonderer Faktor ist die hohe Dringlichkeit (high urgency). Eine besondere Regelung gilt für Spender und Empfänger, die jeweils älter als 65 Jahre sind.

Für in der Funktionsfähigkeit eingeschränkte Organe, insbesondere für solche von Spendern mit bestimmten Vorerkrankungen, gelten besondere Regeln (Allokation schwervermittelbarer Organe / II 3.). Für solche Organe gilt ein modifiziertes bzw. beschleunigtes Vermittlungsverfahren (II 3.31).

Gesetzliche Grundregel ist, dass gemäß § 12 Abs. 3 S. 1 TPG die vermittlungspflichtigen Organe nach Regeln, die dem Stand der Erkenntnisse der medizinischen Wissenschaft entsprechen, zu vermitteln sind. Gutmann[55] und Höfling[56] beanstanden, diese Vorschrift enthalte Kategorienfehler und sei falsch. Die Vermittlung nach medizinisch begründeten Regeln sei nicht möglich. Medizin als Wissenschaft beschreibe das Sein ihres Gegenstandes, nicht die Dimension des Sollens. Die Erkenntnisse der medizinischen Wissenschaft könnten sich nur auf empirisch-naturwissenschaftliche, jedenfalls nur auf nicht normative Daten, Hypothesen und Theorien beziehen. Die vom Gesetzgeber in § 12 Abs. 3 S. 1 TPG gewählte Formulierung sei ihrem Wortlaut und ihrem objektiven Sinn nach ungeeignet, Regeln für Allokation von Organen auch nur in Ansätzen zu determinieren.

Auch Höfling ist der Ansicht, die Allokationsfrage sei mit medizinischen Argumenten allein nicht zu beantworten. Diese Argumente berücksichtigen nicht, dass die medizinische Wissenschaft nicht allein eine Seinswissenschaft ist, sondern auch normative Elemente enthält, die Medizin bewegt sich nicht nur auf einer deskriptiv-faktischen Ebene, wie Gutmann meint. Die Unterscheidung zwischen Seinswissenschaften und Sollens-Wissenschaften verkennt den Charakter von Wissenschaft und ist wissenschaftstheoretisch falsch.

Die Kritik an § 12 Abs. 3 S. 1 TPG missversteht den Charakter medizinischer Wissenschaft, die auch ethische und rechtliche Lösungen ihrer

---

[55] Schroth/Gutmann 2005: § 12 TPG, Rn 21 ff.; vgl. auch Wiesing 1999.
[56] Höfling 2003: § 12 TPG, Rn 24 ff.

Probleme und Fragen enthält. Andere als medizinische Kriterien dürfen für die Vermittlung nicht bestimmend sein.[57] Daher sind auch Gegenseitigkeitskriterien zwischen Spendebereitschaft und Zuteilungspriorität nicht zulässig. Deshalb sind Vorstellungen wie das so genannte »Clubmodell«, das insbesondere Kliemt und Gubernatis verfochten haben, verfassungsrechtlich nicht vertretbar.[58]

Weiter wird gegen § 12 Abs. 3 S. 1 TPG und das durch Verträge geregelte Verteilungssystem sowie vor allem gegen die durch die Bundesärztekammer festgestellten Richtlinien gem. § 16 Abs. 1 Nr. 2 und Nr. 5 TPG zur Warteliste und zur Organverteilung eingewandt, sie seien verfassungswidrig, weil sie gegen den Parlamentsvorbehalt und die Wesentlichkeitstheorie nach der Rechtsprechung des Bundesverfassungsgerichtes verstießen.

Die Wesentlichkeitsrechtsprechung verlangt, dass Grundrechte berührende Regeln, soweit sie staatlichen Regelungen zugänglich sind, im Wesentlichen durch den Gesetzgeber selbst und durch das Gesetz zu treffen sind. Regelungen, die in den Grundrechtsbereich eingreifen und sich als Zuteilung von Lebenschancen auswirken, müsse der Gesetzgeber treffen.[59]

Der Gesetzgeber hätte deshalb mindestens über die Art der Auswahlkriterien und deren Rangverhältnis untereinander sowie über die wesentlichen Grundsätze zur weiteren Konkretisierung und Operationalisierung dieser Vorgaben selbst und abschließend entscheiden müssen.[60] Mit dieser These hat Gutmann bei einer ganzen Reihe von Autoren Zustimmung, aber auch Widerspruch gefunden.[61]

Die Rechtsprechung des Bundesverfassungsgerichts verlangt, dass alle für die Verwirklichung der Grundrechte wesentlichen Entscheidungen durch das Parlamentsgesetz zu treffen sind.[62] Was wesentlich ist, muss im Hinblick auf Regelungsmaterie und Intensität des Eingriffs entschieden werden.

Nun ist sicher richtig, dass die Regelungen über Organverteilung sich

---

[57] Daher grundlegend falsch auch Gutmann/Fateh-Moghadam 2002.
[58] Kliemt 1999; Gubernatis 1997; für Clubmodelle Breyer et al. 2006 sowie Sass 2007 und Schmidt-Aßmann 2006.
[59] Vgl. insbesondere die Rechtsprechung des Bundesverfassungsgerichts, BVerfG 33, S. 303 ff.; BVerfG 98, S. 218 ff. und Anderheiden 2000.
[60] Schroth/Gutmann 2005: § 12, Rn 21.
[61] Schroth/Gutmann, TPG § 12 Rn 25 ff.
[62] BVerfG 49, S. 89 ff. (127); näher mit Nachweisen über die Rechtsprechung Opper 2007, S. 183 ff.

als Zuteilung von Lebenschancen auswirken.[63] Bei der Richtlinienbefugnis der Bundesärztekammer handelt es sich nicht um eine über die zulässigen Grenzen hinausgehende, normersetzende bzw. normergänzende Verweisung auf die jeweilige Fassung eines berufsständischen Regelwerkes.[64] Der Gesetzgeber hat nicht seine Rechtsetzungsgewalt zu Gunsten einer von ihm nicht beherrschten und beherrschbaren fremden Institution entäußert, sondern es handelt sich um eine im Gesetz (§ 12 Abs. 3 S. 1 TPG) allgemeine Formel »Erfolgsaussicht und Dringlichkeit für geeignete Patienten« normkonkretisierende Verteilungsregel. Er hat damit eine Technik gewählt, die er auch sonst mit Billigung des Bundesverfassungsgerichts verwendet, den normkonkretisierenden Verweis auf die Regeln von Wissenschaft und Technik.[65] Darin wird einer bestimmten, fachnahen Institution die Aufgabe übertragen, Regeln zu geben, die ihrerseits als »Regeln der Technik« im Sinne der fraglichen Rechtsnorm gelten. Es handelt sich dabei um antizipierte Sachverständigengutachten, die die Regeln der Technik sichtbar machen.[66] Es ist richtig, dass darin der Gesetzesbefehl zwar wenig konkret, aber wie Taupitz ausführt, ausreichend konkret, nicht aber, wie er meint, vollständig ausgeführt wird. Die Regeln der medizinischen Wissenschaft, nach denen sich der für die Vermeidung der Fahrlässigkeitshaftung maßgebliche Standard der Medizin bestimmt, können gesetzlich gar nicht konkreter umschrieben werden, ohne dass dies verfassungswidrig wäre. Praktikabilität und Sachnähe erfordern solche Richtlinien einer fachnahen Institution wie der Bundesärztekammer.[67] So wird der jeweilige Gesetzeszweck bestmöglich verwirklicht.[68] Der Gesetzgeber verwendet hier das Steuerungskonzept der regulierten Selbstregulierung.[69] Es handelt sich um eine sachgerechte und für alle Beteiligten hinnehmbare Bewältigung des Mangels an Spenderorganen[70]; problematisch ist der Hinweis

---

[63] So schon bei den Beratungen für das Transplantationsgesetz Höfling, Anhörung vor dem Ausschuss für Gesundheit am 09. Oktober 1996, Ausschuss Drucksache Nr. 599/13. Vgl. Schmidt 1996 und Schmidt-Aßmann 2001.
[64] Taupitz 2003.
[65] Taupitz 2003; BVerfG 49, S. 89 ff. (137); Marburger 1979: 385 ff.; Nickel 1996: 123; Nickel 2001: § 16 TPG, Rn 4; verfehlt mit der Behauptung, dass es sich um die Verschiebung normativer Grundwertungen handele: Schroth/Gutmann 2005: § 12 TPG, Rn 26.
[66] Taupitz 2003: 1148.
[67] Dietrich 2003: 49; Nickel 1996: 124; Holznagel 1997.
[68] BVerfG 49, S. 89 (137) und Clement 2007.
[69] Opper 2007: 192; Conrads, Dierks 1999: 39; verfehlt: Schroth/Gutmann, TPG § 12 Rn 27.
[70] Bundessozialgericht SoZR 4–2005, § 18 Nr. 2.

von Schroth/Gutmann[71] auf die genaueren Vorgaben des Schweizer Transplantationsgesetzes vom 08.10.2004.

Dabei kann vertreten werden, dass die Bundesärztekammer als der privatrechtlich gefasste Zusammenschluss landesrechtlicher öffentlich-rechtlicher Körperschaften Richtlinien erlässt, die nicht nur für den Bereich ihres eigenen Verbandes im Rahmen eigener Satzungsgewalt gelten.[72] Es steht dem Gesetzgeber frei, selbst Verwaltungsträger des Gesundheitswesens zu bevollmächtigen und im Wege normkonkretisierender Verweisung die Organisation und Durchführung der Vermittlung von Organen zu beauftragen.[73]

6. Verbots- und Strafvorschriften

Der 6. Abschnitt des Transplantationsgesetzes enthält auf der Basis der vorhergehenden Regelungen Verbots- und Strafvorschriften sowie Ordnungswidrigkeitsbestimmungen.

Als Grundsatz stellt § 17 Abs. 1 TPG voran, dass es verboten ist, mit Organen, die einer Heilbehandlung zu dienen bestimmt sind, Handel zu treiben. Nach § 17 Abs. 2 TPG ist es verboten, Organe, die nach Abs. 1 Gegenstand verbotenen Handeltreibens sind, zu entnehmen, auf einen anderen Menschen zu übertragen oder sich übertragen zu lassen. Das Verbot gilt nicht für die Gewährung oder Annahme eines angemessenen Entgelts für die zur Erreichung des Ziels der Heilbehandlung gebotenen Maßnahmen, insbesondere die Entnahme, die Konservierung, die weitere Aufbereitung einschließlich der Maßnahmen zum Infektionsschutz, die Aufbewahrung und die Beförderung des Organs oder Gewebes sowie für Arzneimittel, die unter Verwendung von Organen oder Geweben hergestellt sind und den Vorschriften des Arzneimittelgesetzes über die Zulassung oder Registrierung unterliegen oder durch Rechtsverordnung von der Zulassung oder Registrierung freigestellt sind (§ 17 Abs. 1 Nr. 1 und 2 TPG).

Erfasst ist damit grundsätzlich auch die Abgabe von Organen namentlich an pharmazeutische Unternehmer zum Zwecke der Herstellung von Arzneimitteln.[74]

---

[71] Schroth/Gutmann 2005: § 12 TPG, Rn 28.
[72] Kritisch hierzu aber Taupitz 2003.
[73] Nickel 1996: 56; Schreiber 2002.
[74] BT-Drucksache 13/4355, S. 29; Höfling/Rixen, TPG § 17 Rn 6.

Was unter Handeltreiben zu verstehen ist, erläutert das Gesetz nicht näher. Der Begriff des Handeltreibens weist jedoch auf das Betäubungsmittelrecht, dem es entlehnt ist.[75] Diese Verweisung auf das Betäubungsmittelrecht ist jedoch fragwürdig, insbesondere die Ausweitungen des Begriffs.[76] Grundsätzlich ist unter »Handeltreiben« jede eigennützige, auf den Umsatz von Organen gerichtete Tätigkeit zu verstehen.[77] Konsens besteht in Deutschland und international in der Ablehnung des »echten« Organhandels.[78] Andererseits ist nicht jede materielle Entschädigung des Organspenders, nicht jeder Nachteilsausgleich wie Operations-, Unterbringungs- und Fahrkosten sowie Lohnausfall[79] verboten. Eine Absicherung durch öffentliche Systeme, etwa die Sicherung gegen Unfallschäden und Berufsunfähigkeit[80], ist unbedenklich, zurzeit aber nach den gesetzlichen Regelungen nicht ausreichend gesichert. Problematisch sind öffentliche Anreizprämien und Zuwendungen von Seiten des Organempfängers (z.B. das Geschenk eines Kraftfahrzeuges oder einer Urlaubsreise). Unzulässig sind Zuwendungen wie die Beteiligung des Staates an den Beerdigungskosten oder die Beteiligung an einer finanziellen Absicherung der Angehörigen. Abzulehnen ist eine Prämie für Angehörige, ihre Zustimmung nach § 4 TPG zu erteilen.[81]

Problematisch ist der Handel mit Körperbestandteilen außerhalb des Transplantationsbereiches, etwa zu kosmetischen Zwecken oder für Zwecke der wissenschaftlichen und industriellen Forschung.[82] Der kommerzielle Organhandel ist supra- und international noch nicht verboten, es bestehen aber Ansätze dazu.[83]

Eine Strafnorm gegen den Organhandel enthält dann § 18 TPG. Danach wird mit Freiheitsstrafe bis zu fünf Jahren bestraft, wer entgegen § 17 Abs. 1 Satz 1 TPG mit einem Organ Handel treibt oder entgegen § 17 Abs. 2 TPG ein Organ entnimmt, überträgt oder sich übertragen lässt. Danach wird also auch der Organempfänger bestraft. Nach § 18 Abs. 4

---

[75] BT-Drucksache 13/4355, S. 29 f.; Höfling/Rixen, TPG § 17 Rn 6, Schroth 1997:1149.
[76] Höfling/Rixen, TPG § 17 RN 9 und 10.
[77] Höfling/Rixen, TPG § 17 Rn 17.
[78] »aggressiver« Organhandel, Schroth/König vor §§ 17, 18 TPG Rn 3, 5.
[79] Schroth/König vor §§ 17, 18 TPG Rn 5, 6.
[80] Nicht ausreichend ist der gesetzliche Unfallversicherungsschutz, Gutmann/Schroth 2002: 285.
[81] Schroth/König, TPG vor §§ 17, 18 Rn 18, Rn 13.
[82] Schroth/König, TPG vor §§ 17, 18 Rn 15.
[83] Schroth/König, TPG vor §§ 17, 18 Rn 23 vgl. auch Rn 3.

TPG kann das Gericht aber bei Organspendern, deren Organe Gegenstand verbotenen Handeltreibens waren und bei Organempfängern von einer Bestrafung absehen oder die Strafe nach seinem Ermessen mildern. Weitere Straftatbestände bis hin zur Fahrlässigkeit enthält § 19 TPG. Weitgehende Bußgeldvorschriften, die bisher aber kaum zur Anwendung gekommen sind, finden sich in § 20 TPG.

Literatur

Ach, Johann S. / Quante, Michael (Hg.) (1999): Hirntod und Organverpflanzung. 2. Aufl. Stuttgart-Bad Cannstatt: Frommann-Holzboog.

Anderheiden, Michael (2000): Transplantationsmedizin und Verfassung. Sonderdruck. Berlin: Duncker & Humblot. In: Der Staat. Zeitschrift für Staatslehre, öffentliches Recht und Verfassungsgeschichte 39(4), 509–521.

Aries, Philippe (1996): Geschichte des Todes. 6. Aufl. München: Deutscher Taschenbuch Verlag.

Balkenohl, M./Blechschmidt, T. et al. (2000): Organspende letzter Liebesdienst der Euthanasie?, 4. Aufl. Abtsteinach: Odw.

Baltzer, Johannes (1998): Transplantationsgesetz und Rechtsschutz. In: Die Sozialgerichtsbarkeit 10, 437–442.

Beecher, Henry Knowles (1968): A definition of irreversible coma: A report of the ad hoc committee of the Harvard Medical School to examine the definition of the brain death. In: Journal of the American Medical Association (205), 337–340.

Bekanntmachung der Verträge nach § 11 und § 12 des Transplantationsgesetzes, Bundesanzeiger vom 27.06.2000, 32, Nr. 131a.

Bondolfi, Alberto / Kostka, Ulrike / Seelmann, Kurt (Hg.) (2003): Hirntod und Organspende. Basel: Schwabe. (Ethik und Recht 1).

Breyer, Friedrich / Van den Daele, Wolfgang / Engelhard, Margret et al. (Hg.) (2006): Organmangel: ist der Tod auf der Warteliste unvermeidbar? Berlin: Springer.

Bundesärztekammer (1998): Wissenschaftlicher Beirat, Richtlinien zur Feststellung des Hirntodes, 3. Fortschreibung. Mit Ergänzungen gemäß Transplantationsgesetz (TPG). In: Deutsches Ärzteblatt 95(30) (24.07.1998), A-1861–1868.

Bundesärztekammer (2000): Empfehlung zur Lebendorganspende. In: Deutsches Ärzteblatt. Bd. 97. S. A 3287.

Bundessozialgericht (BSG) (2004): Urteil vom 10.12.2003. Az. B 9V 51/01 R. In: Juristenzeitung 2004: 464–469.

Byrne, Paul A. / Coimbra, Cicero G. / Spaemann, Robert / Wilson, Mercedes A. (2005): Hirntod ist nicht Tod! Schriftenreihe der Aktion Leben e.V., Nr. 24. Absteinach: Odw.

Clement, Ralf (2007): Der Rechtsschutz der potentiellen Organempfänger nach dem Transplantationsgesetz. Frankfurt a.M.: Peter Lang Verlagsgruppe.

Deutsch, Erwin (1998): Das Transplantationsgesetz vom 05.11.1997. In: Neue Juristische Wochenschrift 51, 777–781.

Deutsch, Erwin / Bender, Albrecht (2001): Transfusionsrecht. Ein Handbuch für Ärzte und Juristen. Stuttgart: Wissenschaftliche Verlagsgesellschaft.

Deutsche Transplantationsgesellschaft (1995): Transplantationskodex. Transplantationsmedizin.

Dierks, Christian / Neuhaus, Peter / Wienke, Albrecht (Hg.) (1999): Die Allokation von Spenderorganen: rechtliche Aspekte. Berlin: Springer.

Dietrich, Stephanie (2003): Organentnahme und Rechtfertigung durch Notstand? Zugleich eine Untersuchung zum Konkurrenzverhältnis von speziellen Rechtfertigungsgründen und rechtfertigendem Notstand gem. § 34 StGB. Frankfurt am Main: Lang.

Eigler, Friedrich (1999): Organtransplantation – Routine oder Experiment? In: Ach, Johann S. / Quante, Michael (Hg.): Hirntod und Organverpflanzung. 2. erw. Aufl. Stuttgart-Bad Cannstatt: Frommann-Holzboog, 125–133.

Engels, Eve-Marie / Badura-Lotter, Gisela / Schicktanz, Silke (Hg.) (2000): Neue Perspektiven der Transplantationsmedizin im interdisziplinären Dialog. Baden-Baden: Nomos-Verlag.

Geilen, Gerd (1968): Legislative Erwägungen zum Todesproblem. In: Juristenzeitung. 23, 150 ff.

Gubernatis, Gundolf (1997): Solidarmodell – mehr Gerechtigkeit in der Organverteilung, mehr Wahrhaftigkeit bei der Organspende – ein Weg zu multipler Problemlösung in der Transplantationsmedizin. In: Lachmann, Rolf / Meuter, Norbert: Medizinische Gerechtigkeit – Patientenauswahl in der Transplantationsmedizin. München: Wilhelm Fink Verlag, 15–37.

Gutmann, Thomas / Schroth, Ulrich (2002): Organlebendspende in Europa. Berlin: Springer.

Gutmann, Thomas / Fateh-Moghadam, Bijan (2002): Das Transplantationsgesetz, die Richtlinien der Bundesärztekammer und die Empfehlungen der Deutschen Gesellschaft für Medizinrecht. In: Neue Juristische Wochenschrift, 3365–3372.

Gutmann, Thomas / Schneewind, Klaus A. / Schroth, Ulrich (2003): Grundlagen einer gerechten Organverteilung. Berlin: Springer.

Gutmann, Thomas (2006): Für ein neues Transplantationsgesetz: eine Bestandsaufnahme des Novellierungsbedarfs im Recht der Transplantationsmedizin. Berlin: Springer.

Heun, Werner (1996): Der Hirntod als Kriterium des Todes des Menschen. In: Juristenzeitung, 213–219.

Heuer, Stefanie / Conrads, Cristoph (1997): Aktueller Stand der Transplantationsgesetzgebung. In: Medizinrecht, 195–202.

Hirsch, Günter / Schmidt-Didczuhn, Andrea (1992): Transplantation und Sektion: die rechtliche und rechtspolitische Situation nach der Wiedervereinigung. Heidelberg: Müller.

Hoff, Johannes / in der Schmitten, Jürgen (Hg.) (1994): Wann ist der Mensch tot? Organverpflanzung und Hirntodkriterium. Reinbek: Rowohlt.

Höfling, Wolfram / Rixen, Stephan (1996): Verfassungsfragen der Transplantationsmedizin: Hirntodkriterium und Transplantationsgesetz in der Diskussion. Tübingen: Mohr.

Literatur

Höfling, Wolfram (1995): Plädoyer für eine enge Zustimmungslösung. In: Universitas. Zeitschrift für interdisziplinäre Wissenschaft, 357–364.

Höfling, Wolfram (Hg.) (2003): Transplantationsgesetz. Kommentar. Berlin: Schmidt.

Höfling, Wolfram (2007): Verteilungsgerechtigkeit in der Transplantationsmedizin. In: Juristenzeitung, 481–486.

Hofer, Pascal (2006): Das Recht der Transplantationsmedizin in der Schweiz, rechtsdogmatische, rechtspolitische und rechtsvergleichende Aspekte. Berlin: Lit-Verlag.

Holznagel, Bernd (1997): Die Vermittlung von Spenderorganen nach dem geplanten Transplantationsgesetz. In: Deutsches Verwaltungsblatt, 393–401.

Johannes Paul II (2000): Ansprache zum Transplantationskongress in Rom. L'Osservatore Romano. 15.09.2000.

Joo, Ho-No (2004): Organtransplantation und Strafrecht. Eine vergleichende Untersuchung zwischen deutschem und koreanischem Transplantationsgesetz. Frankfurt am Main: Lang.

Jung, Heike (2004): Organtransplantation im Licht der ethischen Herausforderungen. In: Juristenzeitung, 559–563.

Kirste, Günter (2002): Zum Stand der Lebendorganspende. In: Bundesgesundheitsblatt, 768–773.

Kliemt, H. (1999): Wem gehören die Organe. In: Ach, Johann S. / Quante, Michael (Hg.): Hirntod und Organverpflanzung. 2. erw. Aufl. Stuttgart-Bad Cannstatt: Frommann-Holzboog, 271–287.

Klinge, Ines (1996): Todesbegriff, Totenschutz und Verfassung. Der Tod in der Rechtsordnung unter besonderer Berücksichtigung der verfassungsrechtlichen Dimension. Dissertation. 1. Aufl. Baden-Baden: Nomos.

Koch, H.-G. (2000): Aktuelle Rechtsfragen der Lebend-Organspende. In: Kirste, G. (Hg.): Nieren-Lebendspende. Lengerich: Pabst Verlag, 49–68.

Korein, Julius (Hg.) (1978): Brain Death, interrelated Medical and Social Issues. New York: New York Academy of Sciences.

Kress, Hartmut (2000): Die Lebendspende von Organen. In: Ethica 8, 179–183.

Land, W. / Dossetor, J. B. (Hg.) (1991): Organ Replacement Therapy: Ethics, justice and commerce. Berlin: Springer.

Leipziger Kommentar (2005): LK-Dippel. StGB, § 168.

Lilie, Hans (1999): Wartelistenbetreuung nach dem Transplantationsgesetz. In: Ahrens, Hans-Jürgen (Hg.): Festschrift für Erwin Deutsch: zum 70. Geburtstag. Köln: Heymann, 643–665.

Lilie, Hans (2006): Die Zukunft der Organ- und Gewebespende. In: Kern, Bernd-Rüdiger / Wadler, Elmar: Humaniora, Medizin, Recht, Geschichte; Festschrift für Adolf Laufs zum 70. Geburtstag. Berlin: Springer.

Löw-Friedrich, Iris / Schoeppe, Wilhelm (1996): Transplantation: Grundlagen, Klinik, Ethik und Recht. Darmstadt: Wissenschaftliche Buchgesellschaft.

Marburger, Peter (1979): Die Regeln der Technik im Recht. Köln: Heymann.

Middel, Klaus-Dieter / Pühler, Wiebke / Schreiber, Hans-Ludwig (2007): Richtlinienkompetenz zur Hirntod-Feststellung erneut bei Bundesärztekammer. In: Zeitschrift für Rechtspolitik 5, 67–69.

Merkel, Reinhard (1999): Hirntod und kein Ende. In: Jura, 113–122.

Nagel, E. / Mayer, J. (2003): Ethische Grundfragen zur Lebendspende. In: Der Chirurg. 6, 530–535.

Nationaler Ethikrat: Problem der Transplantationsmedizin in Deutschland, Stellungnahme, Berlin 2007.

Nickel, Lars C. (1996): Die Entnahme von Organen und Geweben bei Verstorbenen zum Zwecke der Transplantation. Bonn: Univ. Diss.

Nickel, Lars C. / Schmidt-Preisigke, Angelika / Sengler, Helmut (2001): Transplantationsgesetz-Kommentar. Stuttgart: Kohlhammer.

Nickel, Lars C. / Schmidt-Preisigke, Angelika (2004): Zulässigkeit einer Überkreuz-Lebendspende nach dem Transplantationsgesetz, zum Urteil des BSG vom 10.12.2003. In: Medizinrecht 22(6), 330–334.

Oduncu, Fuat (1998): Hirntod und Organtransplantation. Göttingen: Vandenhoeck & Ruprecht.

Opper, Ingmar A. (2008): Die gerechte und rechtmäßige Verteilung knapper Organe.Göttingen: Ingmar A. Opper.

Parzeller, Markus / Bratzke, Hansjürgen / Eisenmenger, Wolfgang (2006): Rechtsmedizinische Änderungsvorschläge zum Transplantationsgesetz de lege lata und vor der geplanten Reform durch das Gewebegesetz de lege ferenda. In: Zeitschrift für Stoffrecht – The European Journal for Substances and the Law 3, 128–138.

Pfeiffer, Alexandra (2004): Die Regelung der Lebendorganspende im Transplantationsgesetz. Frankfurt am Main: Peter Lang Verlagsgruppe.

Psychrembel, Willibald (2002): Klinisches Wörterbuch. 259. Aufl. Berlin: Gruyter.

Rosenberg, Sebastian (2008): Die postmortale Organtransplantation. Frankfurt am Main: Peter Lang.

Schlaake, Hans-Peter / Roosen, Klaus (1997): Der Hirntod als der Tod des Menschen. 2. Aufl. Würzburg: Deutsche Stiftung Organtransplantation.

Sass, Hans-Martin (2007): Lassen sich Reziprozitätsmodelle bei der Gewebe- und Organtransplantation ethisch rechtfertigen uns gesetzlich realisieren? Medizinethische Materialien 174. Bochum: Ruhr-Universität Bochum, Zentrum für Medizinische Ethik.

Schmidt, Volker (1996): Politik der Organverteilung. Eine Untersuchung über Empfängerauswahl in der Transplantationsmedizin. Baden-Baden: Nomos.

Schmidt-Aßmann, Eberhard (2001): Grundrechtspositionen und Legitimationsfragen im öffentlichen Gesundheitswesen. Berlin: Gruyter.

Schmidt-Aßmann, Eberhard (2006): Organisationsformen des medizinischen Sachverstandes im Transplantationsrecht. In: Kern, Bernd-Rüdiger / Wadler, Elmar (Hg.): Humaniora, Medizin, Recht, Geschichte; Festschrift für Adolf Laufs zum 70. Geburtstag. Berlin: Springer.

Schmidt-Recla, Adrian (2004): Tote leben länger: Ist der Hirntod ein ausreichendes Kriterium für eine Organspende? In: Medizinrecht. 22(12), 672–677.

Schönke, Adolf (2001): Strafgesetzbuch. Kommentar. 26. Auflage. München: Beck.

Schreiber, Hans-Ludwig (1983): Kriterien des Hirntodes. Juristenzeitung 38, 15/16, 593–596.

Schreiber, Hans-Ludwig (1991): Legal Implications of the Principle Primum Nihil Nocere. As it Applies to Live Donors. In: Land, W. / Dossetor, J. B. (Hg.): Organ Replacement Therapy: Ethics, justice and commerce. Berlin: Springer.

Schreiber, Hans-Ludwig (1995): Der Hirntod als Grenze des Lebensschutzes. In: Festschrift für Walter Remmers. Berlin u. a.: Carl Heymanns Verlag.
Schreiber, Hans-Ludwig (1999): Wann darf ein Organ entnommen werden? In: Ach, Johann S. / Quante, Michael (Hg.): Hirntod und Organverpflanzung. 2. erw. Aufl. Stuttgart-Bad Cannstatt: Frommann-Holzboog.
Schreiber, Hans-Ludwig (2000a): Regeln bei der Organgewinnung und Organvermittlung in der Bundesrepublik Deutschland. In: Jahrbuch für Wissenschaft und Ethik. Bd. 5. Berlin: Gruyter, 141–151.
Schreiber, Hans-Ludwig (2000b): Recht und Ethik der Lebendorgantransplantation. In: Kirste, Günter (Hg.): Nieren-Lebendspende. Lengerich-Berlin, 33–49.
Schreiber, Hans-Ludwig (2002): Das Transplantationsgesetz und seine Folgen. In: Bundesgesundheitsblatt, 761–767.
Schreiber, Hans-Ludwig (2005): Überkreuz-Lebendspende. Eine Frage der besonderen persönlichen Verbundenheit. Deutsche Medizinische Wochenschrift, 2693–2694.
Schreiber, Hans-Ludwig (2006a): Rechtliche Aspekte der Organlebendspende. In: Broelsch, Christoph E.: Organlebendspende. Paderborn: Schöningh.
Schreiber, Hans-Ludwig (2006b): Die Notwendigkeit einer Ausweitung der Zulässigkeit von Lebendspenden. In: Rittner, Christian / Paul, Norbert W. (Hg.): Ethik der Lebendorganspende. Basel: Schwabe, 61–69.
Schreiber, Hans-Ludwig / Haverich, Axel (2000): Richtlinien für die Warteliste und für die Organvermittlung. Deutsches Ärzteblatt 97, A, 385–411.
Schreiber, Markus (2004): Die gesetzliche Regelung der Lebendspende von Organen in der Bundesrepublik Deutschland. Frankfurt am Main: Peter Lang Verlagsgruppe.
Schroth, Ulrich (1997): Die strafrechtlichen Tatbestände des Transplantationsgesetzes. In: Juristenzeitung, 52(23), 1149–1154.
Schroth, Ulrich (1998): Das Organhandelsverbot. In: Schünemann, Bernd / Achenbach, Hans: Festschrift für Claus Roxin zum 70. Geburtstag am 15. Mai 2001. Berlin: Gruyter.
Schroth, Ulrich / König, Peter / Gutmann, Thomas (Hg.) (2005): Transplantationsgesetz. Kommentar. München: Beck.
Seelmann, Kurt et al. (2007): Die Zukunft der Transplantation von Zellen, Geweben und Organen. Basel: Schwabe.
Seidenath, Bernhard (1998): Lebendspende von Organen zur Auslegung des § 8 Abs. 1, S. 2 TPG. In: Medizinrecht 16(6), 253–256.
Strüber, Martin (2007): Transplantation in Deutschland. In: Becchi, Pado / Bondolfi, Alberto / Kostha, Ulrike / Seelmann, Kurt (Hg.): Die Zukunft der Transplantation von Zellen, Geweben und Organen. Basel: Schwabe, 81–86.
Taupitz, Jochen (2003): Richtlinien in der Transplantationsmedizin. In: Neue Juristische Wochenschrift, 16(56), 1145–1150.
Terasaki, Paul I. / Cecka, Michael / Gjertson, David / Takemoto, Steven (1995): High survival rates of kidney transplants from spousal and living unrelated donors. In: The New England Journal of Medicine, 333(6), 333–336.
Teubner, Andreas (2006): Auftreten und Umfang der Tätigkeit der Lebendspendekommission nach § 8 Abs. 3 TPG. Jena: IKS Garamond.
Thiel, Gilbert (2000): Möglichkeiten der Cross-over Lebendspende bei der Nierentrans-

plantation. In: Kirste, G. (Hg.): Nieren-Lebendspende. Lengerich: Pabst Verlag, 169–182.

Tröndle, Herbert (1999): Der Hirntod, seine rechtliche Bedeutung und das neue Transplantationsgesetz. In: Antworten auf Grundfragen. Ausgewählte Beiträge eines Strafrechtskommentators aus drei Jahrzehnten. München: Beck.

Tröndle, Herbert / Fischer, Thomas (2007): Strafgesetzbuch. Kommentar zum StGB. 54. Auflage. Beck.

von Savigny, Friedrich-Carl (1840): System des heutigen Römischen Rechts. Berlin: Veit und Comp, Bd. II.

Walter, Jessica et al. (2008): Chancen und Risiken der Lebendspende-Transplantation. In: Deutsches Ärzteblatt 105, 101–107.

Wiesing, Urban (1999): Werden Spenderorgane nach medizinischen oder ethischen Kriterien verteilt? In: Ach, Johann S. / Quante, Michael (Hg.): Hirntod und Organverpflanzung. 2. Aufl. Stuttgart-Bad Cannstatt: Frommann-Holzboog.

Zwischenbericht der Enquete-Kommission, Ethik und Recht der modernen Medizin, Deutscher Bundestag. Drucksache 1 5/5050 vom 17.03.2005.

III. Ethische Aspekte der Organtransplantation

Jan P. Beckmann

1. Einführung

Die Übertragung von Organen[1] eines Spenders zwecks Lebensrettung und Leidensminderung eines mit dem Spender nicht identischen Empfängers stellt ein klinisch wohl etabliertes Verfahren dar, welches von Jahr zu Jahr weitere beachtliche Fortschritte zu verzeichnen hat. Die Bereitstellung dieses Verfahrens an alle Patienten, die seiner bedürfen, ist auf eine entsprechende Anzahl von Organspenden angewiesen. Die Gewinnung übertragbarer Organe ist daher ein Erfordernis höchsten Ranges, der anhaltende Mangel an Spenderorganen ein großes – nicht allein medizinisches, sondern auch ethisches – Problem.[2] Das Gleiche gilt vom Druck auf noch weit in der Zukunft liegende Entwicklungen wie die bioartifizielle Organogenese oder die Verwendung von Tierorganen (Xenotransplantation)[3] sowie aktuell auf die Ausweitung der Lebendspende einschließlich des Gedankens einer Einführung von Anreizen zur Organspende.

Der Beitrag der Philosophischen Ethik[4] zu diesem interdisziplinären[5] Themenbereich besteht – ihrem Selbstverständnis als kritische Reflexionsdisziplin entsprechend – nicht in der Erstellung abschließender Antworten und Rezepte, sondern in der Identifikation der normativen Implikationen der zur Diskussion stehenden Handlungsmöglichkeiten sowie in der kriti-

---

[1] Im Folgenden geht es um die (allogene) Transplantation der sog. vermittlungspflichtigen Organe Herz, Lunge, Leber, Niere, Pankreas und Darm, auch wenn manches Dargelegte ebenfalls von der Übertragung von Geweben und Zellen gelten mag. Rechtliche Grundlage ist das Transplantationsgesetz (Deutscher Bundestag 1997) in seiner infolge der Umsetzung der EU-Richtlinie 2004/23/EG durch das Gewebegesetz ergänzten Fassung vom 20. Juli 2007 (Deutscher Bundestag 2007).
[2] Wiesing 2000; Jäger/Schlitt 2001.
[3] Beckmann 2000; Beckmann et al. 2000; Quante/Vieth 2001.
[4] Ach et al. 2000; Birnbacher 2000; Nagel 2001; Ach 2003; Wiesemann/Biller-Andorno 2003 sowie die Beiträge in Gutmann 2004; Younger et al. 2004; Morris 2006; Becchi et al. 2007. Internationaler Vergleich: Fleischhauer et al. 2000.
[5] Engels et al. 2000.

schen Sichtung und argumentativen Prüfung der Moralität beanspruchenden Argumente. Ziel ist es, auch in Bezug auf die verschiedenen Handlungsoptionen der Organübertragung zur sachlichen und ethischen Bewertungs- und Entscheidungsfähigkeit des Einzelnen wie der Gesellschaft als Ganzer beizutragen.

Im Folgenden wird der Methodik ethischer Analyse entsprechend die Diskussion (1.) der *Legitimität der Zielsetzung* der Organtransplantation, anschließend (2.) diejenige der *Vertretbarkeit der eingesetzten Mittel* und schließlich (3.) die der *Hinnehmbarkeit der vorhersehbaren Folgen* vorgestellt. Die Ausführungen schließen (4.) mit der Vorstellung derzeit diskutierter *Vorschläge des Umgangs mit dem Mangel* an Spenderorganen.

2. Zur Legitimität der Zielsetzung der Übertragung menschlicher Organe

Ziel der Medizin als Wissenschaft und des ärztlichen Handelns als Nutzbarmachung derselben ist es, menschliches Leben zu retten und zu erhalten, Leiden zu lindern und Gesundheit und angemessene Lebensqualität so gut es geht zu sichern bzw. wiederherzustellen. Im Unterschied zu den üblichen therapeutischen Verfahren, für die die Dyade ›Arzt-Patient‹ charakteristisch ist, sind in ein Transplantationsverfahren stets *drei* Seiten involviert: der Patient, sein Arzt und der Organspender. Im Falle der Lebendspende ist um der Hilfe für den Organempfänger willen auch der Spender Patient, um dessen Wohl der Arzt besorgt sein muss. Selbst im Falle der postmortalen Spende existiert eine Beziehung zwischen Arzt und Spender: Dieselbe ist zwar naturgemäß nicht therapeutischer, gleichwohl aber ethischer Natur: Der Arzt führt durch die postmortale Organentnahme entweder den erklärten oder den mutmaßlichen Willen eines Verstorbenen aus, einem oder mehreren kranken Mitmenschen zu helfen.

Maßgeblich für das Transplantationsverfahren sind die ethisch wie rechtlich[6] international anerkannten Normen des *Lebensschutzes*, der *Hilfsverpflichtung (bonum facere)* und der Schadensvermeidung *(nil nocere)*: zusammen mit der Norm des Respekts vor dem *autonomiebasierten Selbstbestimmungsrecht* des Menschen und der Beachtung der Gerechtigkeit genießen sie höchste Priorität. Die Legitimität der Zielsetzung des Verfahrens der Organübertragung steht insoweit außer Frage. Ihre Verwirklichung hingegen kann dann ethisch problematisch werden, wenn es entwe-

---

[6] Gutmann/Schroth 2003.

Zur Legitimität der Zielsetzung der Übertragung menschlicher Organe

der weniger belastende, aber gleich wirksame Alternativen gibt, oder wenn die zur Erreichung der genannten Ziele erforderlichen Mittel sich als nicht rechtfertigungsfähig erweisen, oder wenn die (vorhersehbaren) Folgen nicht verantwortbar erscheinen. Die ethische Analyse der Transplantationsmedizin stellt insoweit wesentlich eine Prüfung der Zulässigkeit dieses Verfahrens *als* Mittel und der dazu *erforderlichen* Mittel dar.[7] Konkret: Sind die Normen des Lebensschutzes und der Hilfe auch mit Mitteln zu verwirklichen, die weniger aufwändig und risikobehaftet sind als eine Organübertragung, dann sind diese Alternativen *generell* vorzuziehen; geschieht dies im konkreten *Einzelfall* nicht, ist das Abweichen begründungspflichtig. Sind die genannten Ziele hingegen *nur* mit Hilfe einer Organtransplantation zu verwirklichen, ist aus ethischer Sicht immer noch die Vertretbarkeitsprüfung der dazu eingesetzten Mittel und der vorhersehbaren Folgen vonnöten.

Was die genannte Zielsetzung der Transplantationsmedizin angeht, so steht dieselbe ethisch wie rechtlich im Kontext des *Respekts vor der Würde des Menschen*. Dieselbe ist international in einschlägigen Rechtsdokumenten wie der »Allgemeinen Erklärung der Menschenrechte« aus dem Jahre 1948[8] und in Deutschland in Art. 1 Abs. 1 des Grundgesetzes kodifiziert. Auch wenn hinsichtlich des genaueren Verständnisses der Menschenwürde im einzelnen unterschiedliche Sichtweisen vorherrschen, geht doch die überwiegende Ansicht dahin, dass der Mensch Würde besitzt, weil er – *unabhängig* von seinen Fähigkeiten und Leistungen – stets als *Subjekt* seines eigenen Tuns und Lassens zu respektieren ist und niemals *in toto* instrumentalisiert, d. h. gegen seinen Willen fremden Zwecksetzungen ausgesetzt werden darf.[9] Das Subjektsein des Menschen und seine Freiheit von Instrumentalisierung stellen keine *Zuerkennungs*-, sondern *Anerkennungs*sachverhalte dar: Der Mensch besitzt zu jeder Zeit in jeder seiner Erscheinungsweisen und Zustände *von ihm selbst her* Würde; dieselbe kann ihm daher weder zu- noch abgesprochen werden.

Die nicht nur rechtlich, sondern auch ethisch zentrale Stellung der Menschenwürde zeigt sich insbesondere darin, dass selbst so hochrangige Normen wie der Schutz und der Erhalt menschlichen Lebens an das Gebot des Respekts vor dieser Fundamentalnorm gebunden sind. Menschliches Leben durch eine Organübertragung zu retten und zu erhalten, ohne zugleich den Respekt vor dem Subjektsein und der Nichtinstrumentalisier-

---

[7] Siep 1996; Hiert/Hollmer 2003.
[8] Vereinte Nationen: Doc.A/Res/217 (III).
[9] Knoepffler 2000.

barkeit des Spenders wie des Empfängers zu wahren, hieße die normative Tatsache ausblenden, dass Schutz und Erhalt menschlichen Lebens stets die Achtung vor den in den Spender- bzw. Empfängerprozess *aufgeklärt einwilligenden Individuen* zur Voraussetzung haben. Im Hinblick auf die Transplantationsmedizin wird daher in ethischer Hinsicht speziell der *Freiwilligkeit* des Spenders sowie der *Freiheit der Einwilligung* des Empfängers in die Organübertragung entscheidende Bedeutung zugemessen. Zwischen beidem kann es zu Konflikten kommen: Können die Überlebens- und Leidensnöte transplantatbedürftiger Patienten den Respekt vor der Freiwilligkeit des Spenders relativieren? Wenn nicht: Darf die Gesellschaft angesichts des Spendemangels gleichsam »zur Tagesordnung« übergehen und aus Respekt vor dem Selbstbestimmungsrecht von Spendern bzw. Nichtspendern den ebenso zu respektierenden Wunsch von Patienten, Leiden und Sterben zu vermeiden, als unerfüllbar hinnehmen?

Wie ein kurzer Blick auf die Situation bezüglich der sog. *vermittlungspflichtigen* Organe zeigt, ist das zahlenmäßige Missverhältnis zwischen Organspenden auf der einen und dem Organbedarf auf der anderen Seite in Deutschland im europäischen Vergleich auffällig. So warten derzeit (zweite Jahreshälfte 2007) in Deutschland etwa 15.000 Patienten auf eine Transplantation, davon allein rund 10.000 – mit einer jährlichen Zuwachsrate von ca. 2.500 – auf eine Spenderniere. Einem derartigen Bedarf standen z.B. im Jahre 2005 lediglich 3.925 Spenderorgane gegenüber, darunter 2.190 postmortal sowie 522 lebendgespendete Nieren.[10] Im selben Jahr kamen jedoch 2.730 Nierenpatienten neu auf die Warteliste. Die durchschnittliche Wartezeit auf eine Spenderniere liegt bei mindestens 5 und manchmal bei bis zu 7 Jahren. Zwar kann zwecks Überbrückung im Fall der Nieren auf ein künstliches Verfahren zurückgegriffen werden, die sog. Hämodialyse oder die Peritoneal-(Bauchfell-)dialyse, doch ist dies mit einer Reihe von gesundheitlichen Komplikationen und persönlichen Einschränkungen der Patienten verbunden.

Ein solches Ausweichen auf eine Art künstliches Organ gibt es im Falle der Herzinsuffizienz außer dem – zeitlich begrenzten – Einsatz des sog. Kunstherzens nicht; hier gibt es längerfristig keine Alternative der Lebensrettung außer der Übertragung eines postmortal gespendeten Herzens. In Deutschland befinden sich derzeit etwa 1.200 Herz-Patienten auf der Warteliste; ihnen stehen jedoch nur ca. 400 Spenderherzen zur Verfügung[11],

---

[10] Zahlenangaben nach: Deutsche Stiftung Organtransplantation 2006: 28. Zur gegenwärtigen Situation vgl. Strüber 2007.
[11] Näheres vgl. Deutsche Stiftung Organtransplantation 2006.

mit der Folge, dass zwei von drei einer Herztransplantation bedürftigen Patienten während der Zeit auf der Warteliste versterben.

Ähnlich sieht es im Falle der Lebertransplantation aus, wenngleich hier der Mangel an postmortal gespendeten Organen in Einzelfällen durch die Lebendspende einer Teilleber in gewissem Umfang kompensiert werden kann. Gleichwohl verstirbt trotz aller Bemühungen der Ärzte hier jeder zweite Patient infolge Organspendemangels. Ähnliches gilt für Pankreas-, Dünndarm-, Herz/Lunge- und Niere/Pankreas-Patienten.[12]

Die geschilderte Situation macht deutlich, dass der Mangel an Organspenden zu erheblichen Schwierigkeiten hinsichtlich der Erfüllung der Normen der Lebensrettung und Leidverminderung führt und überdies massive Gerechtigkeitsprobleme aufwirft, da nicht allen Gleichbedürftigen die entsprechende Hilfe angeboten werden kann. Die Frage nach der Erlaubtheit der Mittel, mit deren Hilfe diese Situation möglicherweise verbessert werden kann, steht daher im Mittelpunkt der derzeitigen Diskussion.

3. Zur Frage der Zulässigkeit der Mittel der Organtransplantation

3.1 Die Gewinnung postmortal gespendeter Organe

Die Gewinnung menschlicher Organe zu Transplantationszwecken, gleich ob vom lebenden oder vom toten Spender, hat dessen vorherige aufgeklärte Zustimmung *(informed consent)* zur unabdinglichen Voraussetzung. Hinzukommen im Falle der Totenspende die gesicherte Feststellung des Todes des Spenders auf der Grundlage des medizinisch-wissenschaftlich gesicherten Todeskriteriums und im Falle der Lebendspende die ärztliche Abwägung zwischen der Vertretbarkeit der freiwilligen Selbstschädigung des Spenders und der Alternativlosigkeit der Nutzung der Lebendspende zwecks Rettung des Organempfängers. Im Folgenden werden die jeweiligen zentralen Aspekte aus ethischer Sicht vorgestellt.

---

[12] Einzelheiten s. Deutsche Stiftung Organtransplantation 2006: 28 ff.

3.1.1 Die gesicherte Todesfeststellung als notwendige Bedingung (conditio sine qua non) postmortaler Organgewinnung

Die gesicherte, d. h. »nach Regeln, die dem Stand der Erkenntnisse der medizinischen Wissenschaft entsprechen«[13], erfolgende Todesfeststellung stellt die notwendige Bedingung postmortaler Organgewinnung dar. Neben dem nicht mehr behobenen Herz- und Kreislaufstillstand (»Herztod«) gilt der irreversible vollständige Funktionsausfall des gesamten Gehirns (»Hirntod«) als ein solches vom Gesetzgeber gefordertes wissenschaftlich gesichertes Todeskriterium.[14] Der vollständige Funktionsausfall des gesamten Hirns, der nicht nur in der Transplantationsmedizin, sondern davon unabhängig auch in der Intensivmedizin als sicheres Todeskriterium eine wichtige Rolle spielt, zeigt das eingetretene Ende der *Einheit* des Organismus des Menschen an, ungeachtet des Umstandes, dass einzelne – künstlich unterstützte – Organfunktionen anhalten können. Obwohl seit fast vier Jahrzehnten in der westlichen Welt medizinisch-wissenschaftlich etabliert und anerkannt,[15] spielt die Debatte um das Hirntodkriterium gleichwohl in der Öffentlichkeit in Deutschland im Unterschied zu Ländern mit einem vergleichbaren kulturellen und geschichtlichen Hintergrund weiterhin eine Rolle[16]. Dabei geht es um Aspekte semantischer, (wahrnehmungs-) psychologischer und vor allem anthropologischer Natur.

Semantisch wird die Frage diskutiert, ob der Terminus ›Hirntod‹ ein neues Todeskonzept meint. Stirbt der Mensch am ›Hirntod‹ statt am traditionellen ›Herztod‹? Der Tod des Menschen ist – wie der Mensch selbst – ein ganzheitliches Phänomen; überdies ein solches, das historisch, gesellschaftlich, kulturell[17] und nicht zuletzt religiös[18] überformt ist. Das Hirntodkonzept besagt *nicht, was der Tod* ist, wohl aber, *welches* das medizinisch-wissenschaftlich gesicherte *Kriterium* für das Ende des menschlichen

---

[13] (Deutscher Bundestag 1997) u. (Deutscher Bundestag 2007): Transplantationsgesetz § 3 Abs. 1. Zuständig für die entsprechende Festlegung ist lt. § 16 Abs. 1 TPG der Wissenschaftliche Beirat der Bundesärztekammer. Vgl. Bundesärztekammer (1982, 1986, 1991, 1993, 1997), 1998; vgl. Haupt et al. 1993; Eigler 1996; Angstwurm 2003.
[14] Angstwurm 1995; Oduncu 1998; Ach/Quante 1999; Stoecker 1999; Bondolfi/Kostka/Seelmann 2003.
[15] Harvard Medical Committee 1968; Stoecker 2003. Zur Geschichte des Hirntodkriteriums Frewer 1999; Schulz 2006.
[16] Jonas 1985; Hoff/in der Schmitten 1994; Institut für Wissenschaft und Ethik 1996; Birnbacher 1995; Quante 1996a; Honnefelder 1998; Oduncu 1998; Stapenhorst 1999. Zum Stand der Debatte Spaemann 2006.
[17] Näheres vgl. Schlich/Wiesemann 2001.
[18] Körtner 2003; Muenk 2003.

Zur Frage der Zulässigkeit der Mittel der Organtransplantation

Lebens *in seiner ganzheitlichen Struktur* ist. Unter dieser Hinsicht stirbt der Mensch weder am Herz- noch am Hirntod: Er stirbt, wenn die Einheit seines Organismus in seiner Ganzheit unwiderruflich zerbrochen ist. Zugleich markiert das Hirntodkriterium genauso wie der nicht rückgängig gemachte kardiale Arrest eine sichere Grenze, jenseits derer weiteres Handeln – außer es liegt eine prämortal gegebene Erlaubnis des Verstorbenen bzw. seine mutmaßliche Zustimmung zur Organentnahme vor – unärztlich und unethisch ist.

(Wahrnehmungs-)Psychologisch: In deutlichem Unterschied zu den sinnlich wahrnehmbaren Umständen eines Herzstillstands ist der vollständige Funktionsausfall des Gesamthirns, sofern gleichzeitig die Herz-Kreislauffunktion künstlich aufrechterhalten werden kann, der unmittelbaren Sinneswahrnehmung weitgehend entzogen: Der Körper eines solchen Toten wirkt äußerem Augenschein nach wie der eines Schwerstoperierten. Erst komplizierte neurologisch-klinische Kontrollen und Befunde (Ausfall der Spontanatmung, Pupillenstarre, Ausfall der Tracheal- und Pharyngealreflexe und der Schmerzweiterleitung, etc.) über einen bestimmten Zeitraum hinweg und ein Nulllinien-EEG sowie der Nachweis des Durchblutungsstillstandes der Gehirngefäße machen den vollständigen Funktionsausfall des Gesamthirns auch sinnlich wahrnehmbar. Dem äußeren Betrachter jedoch, zumal dem medizinisch nicht geschulten, stellt sich das alles nicht unmittelbar dar, und so ist er versucht, das Augenscheinliche nicht unter den Kriterien des medizinisch-wissenschaftlichen Sachverhalts, sondern unter denjenigen menschlicher Gewohnheiten zu beurteilen. Die wesentliche Unanschaulichkeit, genauer: die kontra-empirische Phänomenalität des Zustandes nach vollständigem Funktionsausfall des Gesamthirns steht einer wahrnehmenden Annahme des Todes des Menschen im Wege.

Anthropologische Aspekte: Die größten Schwierigkeiten bereiten anthropologische Dissense:[19] Auf der einen Seite steht der Einwand, die Gleichsetzung des ›Hirntodes‹ mit dem Tod beruhe auf einer Reduktion des Menschen auf sein Hirn (»Zerebralisierung«), welches schließlich nur *ein* Organ unter mehreren sei. Auf der anderen Seite wird die biologistische Vorstellung vom Leben des Menschen »bis zum Untergang der letzten Zelle« vorgetragen. Unstrittig ist, dass das menschliche Hirn nicht irgendein Organ ist, sondern dasjenige, mit dessen Hilfe der Einzelne sein *personales* Dasein zum Ausdruck zu bringen vermag; unstrittig ist auch, dass der Mensch nicht aus der Addition zellulärer Prozesse besteht bzw. auf

---

[19] Birnbacher et al. 1993.

diese reduzierbar ist.[20] In der Diskussion wird darauf hingewiesen, dass das hier auftretende Dilemma zwischen »zerebralem« und »biologischem« Menschenbild sich nur dann vermeiden lässt, wenn man sich die traditionelle und immer noch gültige Auffassung vom Menschen als einer leiblich-geistigen *Einheit* in Erinnerung ruft und den Tod – sei es durch nicht mehr revidiertes Herzversagen, sei es infolge irreversiblen Gehirnausfalls – als *endgültiges Zerbrechen dieser Einheit* begreift.[21] So betrachtet stirbt der Mensch nicht »in Teilen«, sondern als Ganzer; der verbleibende »Rest« stellt nicht mehr Leben des Menschen, sondern die – künstlich an der natürlichen Dekomposition gehinderte – Leiche dar. Postmortale Spendebereitschaft bedarf insoweit der Auseinandersetzung auch mit dem wissenschaftlich etablierten Todeskriterium.

3.1.2 Freiwilligkeit als hinreichende Bedingung *(conditio qua)* postmortaler Organgewinnung

Die Feststellung des vollständigen Funktionsausfalls des Gesamthirns stellt aus medizinisch-rechtlicher wie aus ethischer Sicht die notwendige, doch erst die Freiwilligkeit der Entscheidung des Spenders die hinreichende Bedingung für die postmortale Gewinnung von Organen dar. Dieselbe allen Engpässen zum Trotz von Zwängen freizuhalten, gilt allgemein als Erfordernis von höchster Priorität. ›Freiwilligkeit‹ der Organspende bedeutet: Der Einzelne darf in seiner Entscheidung zugunsten einer Organspende keinerlei wie immer geartetem Zwang ausgesetzt sein; seinem Spenderstatus muss er aus freien Stücken zustimmen können. Voraussetzung ist die Fähigkeit zur Einsicht in den zugrunde liegenden Sachverhalt samt seiner notwendigen Begleitumstände und vorhersehbaren Folgen. Anthropologische Grundlage der Rolle der Freiwilligkeit ist die Vorstellung vom Menschen als eines sich selbst bestimmenden Wesens; die ethische Basis hierfür bildet das *autonomiegegründete Selbstbestimmungsrecht* des Individuums.

Freiwilligkeit ist nicht nur ein ethisches Erfordernis; sie ist auch semantisch im Spiel: Nach gängigem Verständnis bezeichnen die Ausdrücke »Spende« bzw. »spenden« das *freiwillige Zurverfügungstellen von Eigenem für jemand anderen*. Folgendes ist damit angesprochen:
1. Eine Spende ist notwendig *an ein Subjekt gebunden*, den Spender. Im Falle der Organspende geht derselbe im Unterschied zu seinen sonstigen

---

[20] Scherer 1996.
[21] Haupt 1996.

Entscheidungen nicht mit etwas von ihm Verschiedenem – wie natürlichen Eigentumsgegenständen – um, sondern mit einem »Teil« seiner selbst.

2. Eine Spende stellt ihrer *formalen Struktur* nach eine *Beziehung* zwischen zwei oder mehreren Menschen dar: zwischen einem Geber und einem – ggf. durch Institutionen vermittelten – Empfänger. Dabei ist der Empfänger nicht zwingend dem Spender persönlich bekannt, ja er muss überhaupt noch niemandem bekannt sein; es genügt, dass es jemanden bzw. eine Institution gibt bzw. geben wird, dem die Spende gilt. Eine Spende *ohne* Adressaten – sei er bekannt, sei er (noch) nicht bekannt – kann es im semantischen Sinne jedoch nicht geben.

3. Eine Spende ist durch *Freiwilligkeit* und damit *normativ* gekennzeichnet. Unfreiwillig kann man nach den Regeln der Semantik nicht spenden; logisch gesprochen wäre eine »unfreiwillige Spende« eine *contradictio in adiecto,* ein Widerspruch durch Hinzufügung eines mit dem betreffenden Begriff (hier: ›Spende‹) unvereinbaren Terminus (hier: ›unfreiwillig‹).

4. Ob dieser normative Zusammenhang auch von der *Unentgeltlichkeit* der Spende gilt, ist umstritten. Hierauf ist weiter unten im Kontext der Diskussion einer Markteinführung für Organe einzugehen. Sicher ist, dass ›Unentgeltlichkeit‹ Eigennutz nicht notwendig ausschließt. Eine Spende kann durchaus *auch* aus Gründen erfolgen, die im Gebenden selbst liegen: etwa wegen des Hochgefühls, Wohltäter zu sein, oder um der Erhöhung gesellschaftlichen Ansehens willen, wie es z. B. ein Kunstmäzen genießen mag. Weitere Beispiele für einen nicht vollständigen Altruismus von Spenden lassen sich leicht anführen. Kennzeichen ist jedoch stets die *Immaterialität* derartiger Vorzüge für den Spender. Davon zu unterscheiden ist das Merkmal der Entgeltlichkeit: Es ist notwendig *materieller* Natur (Näheres hierzu im Abschnitt 4.4).

Fraglich ist, ob im Sinne der dargelegten Semantik *postmortal* »gespendet« werden kann, da der Verstorbene kein Subjekt mehr ist. Dem ist zu entgegnen: Zwar trifft dies zu; gleichwohl besitzen vor dem Tode getroffene Willensbekundungen eines Menschen rechtliche Wirksamkeit und moralische Bindung. So wie der Einzelne seinen Willen z. B. in Form eines Testamentes im Voraus festlegen kann, so kann er dies auch hinsichtlich einer Organspende tun: Zum Zeitpunkt der Spendeentscheidung ist er Subjekt, ungeachtet des Umstandes, dass er es zum Zeitpunkt der Verwirklichung seiner Spendeentscheidung nicht mehr ist. Dass »spenden« einen zeitlichen Zukunftsbezug hat, ändert nichts an der Subjektfundiertheit dieses Vorgangs.

Eng verbunden mit dem Erfordernis der Freiwilligkeit der Organspende ist der *Nachweis* eines entsprechenden Willensentscheids des Spenders.

Derselbe wird im Falle der Totenspende in drei Alternativen diskutiert: als Zustimmungs-, als Widerspruchs- oder als sog. Erweitere Zustimmungslösung. Zustimmungs- und Widerspruchslösung gemeinsam ist der Umstand, dass beim Tode eines Menschen eine schriftlich dokumentierte (z. B. durch einen Spenderausweis) oder mündlich verbürgte Willenserklärung zur Frage der Organspende (und ggf. ihres Umfangs) vorliegt, die eine wie auch immer geartete postmortale Fremdbestimmung ausschließen soll: Der Verstorbene hat zu Lebzeiten entweder einer Organentnahme zugestimmt oder derselben widersprochen. Liegt Letzteres vor, scheidet eine postmortale Organentnahme aus. Ist Ersteres der Fall, sind die Ärzte aus ethischer Sicht gehalten, die medizinische Umsetzbarkeit der Spendebereitschaft zu prüfen und falls möglich zu verwirklichen. Aus ethischer Sicht erscheint es insoweit problematisch, dass die Angehörigen vielfach auch dann von den Ärzten gefragt werden, wenn der Verstorbene ein zustimmendes Votum in seinem Spendeausweis oder mündlich hinterlassen hat. So nachvollziehbar dieses ärztliche Verhalten ist, so ist es doch geeignet, Fremdbestimmung ins Spiel zu bringen. Ethische Grundlage ist einzig die Beachtung des autonomiegegründeten Selbstbestimmungsrechts des Menschen.

Komplex ist die Situation der sog. Erweiterten Zustimmungslösung, welche immer dann ins Spiel kommt, wenn ein Verstorbener weder eine Zustimmung noch einen Widerspruch hinterlässt. Der Gesetzgeber unterscheidet deshalb von einer Organentnahme »mit Einwilligung des Organspenders« eine solche »mit Zustimmung anderer Personen«[22], wobei er die Dokumentationsart der Einwilligung nicht vorschreibt, während bei fehlender *schriftlicher* Einwilligung bzw. fehlendem *schriftlichen* Widerspruch die Hinzuziehung Dritter erforderlich ist. Wie immer dies rechtlich zu bewerten ist, ethisch ist ein mündlich verbürgter Wille dem schriftlich dokumentierten hinsichtlich der Respektierungsverpflichtung seitens Dritter gleichzusetzen. Dem scheint auch der Gesetzgeber zuzuneigen, da er bestimmt: Hat der Verstorbene weder eine Einwilligung noch einen Widerspruch hinterlassen, ist sein »nächster Angehöriger zu befragen, ob ihm von diesem eine Erklärung zur Organspende bekannt ist«[23]. Hierauf hat der Arzt den Angehörigen ausdrücklich hinzuweisen. Derselbe ist zur Entscheidung nur befugt, wenn er zu dem Verstorbenen »in den letzten beiden Jahren vor dem Tod ... persönlichen Kontakt hatte«, was der Arzt ebenfalls

---

[22] TPG: § 3 u. § 4.
[23] TPG: § 4 Abs. 1.

durch Befragung feststellen muss.[24] Der befragte Angehörige hat – zumindest aus ethischer Sicht – *nicht* das Recht zu einer *eigenen* Entscheidung in der Sache; vielmehr hat er die Pflicht, das ihm vom Verstorbenen Bekannte, d. i. dessen zu Lebzeiten evtl. geäußerte Erklärung oder Einstellung zur Organspende, wahrheitsgemäß mitzuteilen. Wird auf diese Weise ein tatsächlicher oder mutmaßlicher Wille des Verstorbenen festgestellt, ist derselbe verbindlich. Dagegen ist die Bestimmung, dass bei mehreren gleichrangigen Angehörigen »der Widerspruch eines jeden von ihnen beachtlich ist«[25], angesichts der Möglichkeit der Ersetzung des verbürgten oder mutmaßlichen Willens des Verstorbenen durch den anders lautenden Willen eines Dritten und der damit gegebenen Gefahr der Fremdbestimmung als ethisch in hohem Maße problematisch anzusehen. Dies und die Möglichkeit, dass der in Frage kommende nächste Angehörige eine ihm bekannte Erklärung oder Einstellung des Verstorbenen den Ärzten verschweigt, um so unerkannt seinen eigenen Willen an die Stelle desjenigen des Verstorbenen zu setzen, setzt die sog. Erweiterte Zustimmungslösung der Gefahr der Fremdbestimmung aus.[26]

Angesichts der dargelegten Schwierigkeit fehlt es nicht an Stimmen, die entweder die Zustimmungs- oder die Widerspruchslösung vorziehen bzw. es ethisch für verpflichtend halten, dass der voll entscheidungsfähige Erwachsene pflichtgemäß eine Entscheidung pro oder contra Organspende trifft und dieselbe dokumentiert. Man erhofft sich auf diese Weise eine Reduzierung des postmortalen Organspendemangels.[27] Näheres siehe unten im Abschnitt 5.

Eine besondere Rolle spielt die Absicherung der Freiwilligkeit der Zustimmung naturgemäß bei der Gewinnung lebendgespendeter Organe, ist doch im Unterschied zur postmortalen die Lebendspende mit einer nicht unerheblichen Beeinträchtigung des Spenders verbunden. Auch wird diskutiert, ob die Lebendspende und ihre Ausweitung legitime Mittel darstellen, dem postmortalen Spendemangel abzuhelfen.

---

[24] TPG: § 4 Abs. 2.
[25] TPG: § 4 Abs. 2.
[26] Einen Sonderfall stellt die Zustimmungspflicht im Falle einer Organ- und Gewebeentnahme bei toten Embryonen und bei Föten dar. Nach § 4a TPG (Deutscher Bundestag 2007) bedarf dies der aufgeklärten Zustimmung der Frau, die mit dem Embryo oder Fötus schwanger war.
[27] Nationaler Ethikrat 2007.

3.2 Die Gewinnung lebendgespendeter Organe

3.2.1 Problemhintergrund

Angesichts des fortdauernden und sich ständig vergrößernden Mangels an postmortalen Organspenden[28] verspricht man sich von der Lebendspende, wie sie in Bezug auf die Niere, Teile der Leber und in seltenen Fällen auch des Darms möglich ist, in gewissem Umfang eine Erleichterung der Situation.[29] So ist der Anteil an Lebendspenden beispielsweise der Niere in Deutschland von 6,4 % im Jahre 1995 auf 19,2 % im Jahre 2005 gestiegen.[30] Insbesondere Kinder profitieren zunehmend von der Lebendspende.[31]

Die inzwischen verstärkt geführte Diskussion um die Frage der Lebendspende[32] von Organen ist nicht zufälliger Natur; sie ist vielmehr Resultat beachtlicher Fortschritte der gegenwärtigen Transplantationsmedizin, vor allem im Bereich der Teilleberübertragung, und sie ist, wie gesagt, zugleich eine Konsequenz des weiterhin bestehenden Mangels an postmortal gespendeten Organen.[33] Der Druck dürfte bei fortschreitender Perfektionierung dieses Verfahrens weiter zunehmen; dies nicht zuletzt dann, wenn sich die Verwendung lebendgespendeter Organe für bestimmte Patientenkollektive derjenigen postmortal gespendeter Organe als medizinisch überlegen erweist, was schon heute im Falle von kindlichen Empfängern nachweislich der Fall ist. Generell liegen die drei wichtigsten medizinischen Vorzüge der Übertragung von lebend- gegenüber postmortal gespendeten Organen in der kurzen Ischämiezeit des Spendeorgans, in der Elektivität des Transplantationszeitpunktes (infolge der Möglichkeit zeitlicher Abstimmung bzw. Parallelisierung von Organentnahme und -übertragung) sowie in der in der Regel längeren Funktionszeit. Hinzukommt die infolge der Fortschritte der Transplantationsmedizin ermöglichte Erweiterung der Indikationsstellung.

Die ethische Diskussion der Lebendspende[34] beschäftigt sich vor allem mit der Frage, ob man angesichts der Schädigung des Spenders, der kein

---

[28] Deutsche Stiftung Organtransplantation 2000, 2001, 2002 u. 2003, bes. 2002: 32.
[29] Kirste 2002; Broelsch 2006.
[30] Deutsche Stiftung Organtransplantation 2005.
[31] Kirste 2007.
[32] Gutmann 2000; Enquetekommission 2005; Rittner/Paul 2005; Broelsch 2006.
[33] Das Folgende enthält Übernahmen aus: Beckmann 2007: 3–16.
[34] Eigler 1997; Beckmann 2006; speziell zur Nierenspende: Kirste 2002a; Reiter-Theil 2006.

eigener – zumindest kein medizinischer – Nutzen gegenübersteht, auf ein derartiges Verfahren zurückgreifen darf, sowie mit der Schwierigkeit, mit hinreichender Gewissheit entscheiden zu können, ob der Spender der mit der (Teil-)Organentnahme verbundenen Selbstschädigung samt den damit verbundenen Belastungen und Risiken aus freien Stücken zustimmt. Hinzukommen die Fragen, ob der Arzt einen der Gesundheit des Spenders nicht dienenden und insoweit nicht indizierten, rein fremdnützigen und nicht risikofreien Eingriff vornehmen darf, und schließlich, ob die Zurverfügungstellung von Organen aus dem Bereich des Handels oder eines sonst wie geldbezogenen Tuns herausgehalten werden kann.

3.2.2 Ethische Probleme der Organlebendspende im Einzelnen

Hier ist zwischen *individualethischer* und *kollektivethischer* Analyse zu unterscheiden. Erstere folgt der Struktur dieses Verfahrens, indem 1. der Spender, 2. der Empfänger und 3. der Arzt als Mittler zwischen beiden in den Blick genommen werden. Der Spender, so erscheint es auf den ersten Blick, ist durch seine Autonomie, der Empfänger durch sein Leid und der Arzt durch sein Ethos des Helfens und Heilens in seinem Tun ethisch gerechtfertigt. Sieht man näher hin, zeigt sich jedoch, dass die Dinge so einfach nicht liegen: Zu prüfen ist, ob menschliche Selbstbestimmung Grenzen hat oder ob Autonomie und Selbstbestimmung des Menschen auch das Recht auf Selbstgefährdung und -schädigung einschließen; sodann, ob die Not des organbedürftigen Patienten eine derartige Gefährdung und Schädigung eines Anderen rechtfertigen oder ob die Bedingung der Zumutbarkeit der Hilfe dem Recht des Leidenden auf Hilfe Grenzen setzt; schließlich, wie es um das ärztliche Ethos des Helfens und des Nicht-Schadens steht angesichts der mit der Lebendspende notwendig verbundenen Schädigung des Spenders, und ob der Arzt zur Hilfe und zum Nicht-Schaden nur seinem Patienten und nicht auch Dritten gegenüber verpflichtet ist.

Der *kollektivethischen* Analyse obliegt im Wesentlichen, Vorschläge einer Intensivierung und Erweiterung der Lebendspende unter gesamtgesellschaftlichen Aspekten zu prüfen. Hier sind speziell der Gedanke einer Ausweitung des Spender-/Empfänger-Kreises über den vom Gesetzgeber[35] vorgeschriebenen Rahmen der Verwandtschaft 1. und 2. Grades und einander persönlich Nahestehender hinaus sowie die Zulassung der anonymen Lebendspende aus ethischer Sicht zu diskutieren. Schließlich ist der Vorschlag materieller Anreize und finanzieller Entgelte zwecks För-

---

[35] TPG: § 8 Abs. 1 Satz 4.

derung der Lebendspende und gar die Einführung eines (»geregelten«) Marktes zu prüfen.

3.2.2.1 Individualethische Analyse I: der Spender
Das Kriterium der Freiwilligkeit bildet, wie dargelegt, den Zentralaspekt der ethischen Rechtfertigungsfähigkeit der Organspende. Zur Diskussion steht, ob Autonomie und Selbstbestimmung des Menschen auch das Recht auf Selbstgefährdung und Selbstschädigung einschließen. Der Eingriff in den Körper eines lebenden Spenders bedarf dessen zuvor gegebener aufgeklärter und vollkommen freier Zustimmung, stellt ein solcher Eingriff doch eine Körperverletzung dar, die nicht, wie sonst im ärztlichen Handeln zwingend erforderlich, den Interessen und der Gesundheit des Betreffenden dient. Durch einen Blick auf das psychische und soziale Umfeld des potentiellen Spenders muss sodann sichergestellt sein, dass er in seiner Willensentscheidung ungehindert und frei und nicht fremdbestimmt handelt. Diesbezüglich nehmen die von den Ländern eingerichteten sog. Lebendspende-Kommissionen eine wichtige Aufgabe wahr.[36] Das Risiko einzugehen, einem Menschen ein Organ bzw. einen Teil desselben zu entnehmen, der dies unter finanziellem, moralischem, psychischem oder physischem Druck an sich geschehen lässt, hieße ihn in seiner körperlich-geistigen Integrität verletzen und einer fremden Zwecksetzung zu unterwerfen.[37] Ein solches Handeln wäre Heteronomie und damit das Gegenteil von Autonomie; es käme überdies einem Würdeverstoß gleich.

In Anbetracht der medizinischen Fremdnützigkeit und des mehr oder weniger großen Schädigungsrisikos, dem sich der Lebendspender aussetzt, sind aus ethischer Sicht an die Sicherstellung der Freiwilligkeit mithin noch höhere Ansprüche zu stellen, als dies bei den üblichen invasiven ärztlichen Handlungen zum Nutzen des Patienten der Fall ist. Dies zum einen deswegen, weil die Schädigung entweder irreversibel (im Falle der Entnahme einer Niere) oder mit einem nicht unerheblichen Operationsrisiko verbunden ist (im Falle der Entnahme eines Leberteils), und zum anderen deswegen, weil dem Lebendspender weder für das akute Risiko (Teilleber) noch für die Langzeitschädigung (Niere) ein medizinischer Ausgleich erwächst.[38] Im Unterschied zum *informed consent* bei den üblichen diagnostischen, therapeutischen oder präventiven Maßnahmen, der in der Erwar-

---

[36] TPG: § 8 Abs. 3. Vgl. Fateh-Moghadam 2003; Fateh-Moghadam 2005; Fateh-Moghadam et al.: 2004; Sievers/Neitzke 2006.
[37] Koch/Neuser 1997.
[38] Zur Problematik der Legitimation eines finanziellen Entgelts siehe weiter unten Abschnitt 4.4.

tung eines für den Patienten eigenen Vorzugs (Lebensrettung, Hilfe, Linderung, Heilung, Erhöhung der Lebensqualität) erfolgt, stehen beim *informed consent* des Lebendspenders nahezu ausschließlich Nachteile, Beeinträchtigungen und Risiken im Vordergrund. Zu fragen ist, ob Autonomie und Selbstbestimmung dies abdecken.[39]

Versteht man unter ›Autonomie‹ eine Fundamentalverfasstheit des Menschen, die ihm in jeder seiner Erscheinungs- und Zustandsweisen zueigen ist und ihm niemals abgehen kann und die sich darin zeigt, dass er prinzipiell durch Dritte unverfügbar ist, so bildet ›Selbstbestimmung‹ die grundlegende Weise der Manifestation dieser Verfasstheit und das Selbstbestimmungsrecht die Inanspruchnahme dieser Manifestationsmöglichkeit von Autonomie.[40] Hieraus erhellt, dass jedweder extern begründete *Anspruch Dritter* auf die Organe eines Menschen – selbst zum Zweck der Lebensrettung – mit der prinzipiellen Unverfügbarkeit des Menschen in einen unauflöslichen Konflikt geraten würde. Wenn jedoch der Einzelne *von sich aus* eines seiner Organe oder einen Organteil zum Zwecke der Hilfe und Lebensrettung eines anderen Menschen zur Verfügung stellen möchte, wird die Antwort aus Sicht des autonomiegegründeten Selbstbestimmungsrechts lauten, dass dies, sofern freiwillig und unter Ausschluss irgendwelchen – sozialen, psychischen, physischen und/oder moralischen – Zwangs erfolgend, ethisch rechtfertigungsfähig erscheint.

Freilich ist das diesbezüglich in Anspruch genommene Selbstbestimmungsrecht nicht unbegrenzt. So wären z. B. Lebendspenden mit sicherer Todesfolge für den Spender auch nicht durch Rekurs auf das autonomiegegründete Selbstbestimmungsrecht des Individuums ethisch zu rechtfertigen. Dies schon deswegen nicht, weil es dazu der Hilfe Dritter, nämlich der Ärzte bedürfte, die dem Schutz des Lebens verpflichtet sind und für die es einen nicht auflösbaren Widerspruch bedeuten würde, die Rettung des Lebens eines Organbedürftigen durch die Herbeiführung des Todes eines anderen Menschen zu ermöglichen. Ähnlich sieht es aus rechtlicher Sicht aus: Zwar ist eine freiwillige Lebendspende durch Art. 2 Abs. 1 GG und das darin verankerte Selbstbestimmungsrecht des Menschen abgesichert; zugleich aber würde die Durchführung einer freiwilligen lebensbeendenden Organspende für die notwendigerweise beteiligten Ärzte den Tatbestand einer Tötung auf Verlangen darstellen, welche nach § 278 StGB strafbar ist. Auch unterhalb dieser Schwelle ist das Selbstbestimmungsrecht zu einer freiwilligen Lebendorganspende nicht unbeschränkt.

---

[39] Schroth et al. 2006.
[40] Zur Unterscheidung zwischen Autonomie und Selbstbestimmung vgl. Beckmann 1998.

Limitierende Faktoren sind ein zu junges Lebensalter, eine zeitweise oder dauerhafte psychisch bedingte Einschränkung der Fähigkeit zur Selbstbestimmung und ein unvertretbares Akut- oder Langzeitrisiko. Diskutiert wird, ob es weitere limitierende Faktoren gibt. Wie soll man z. B. mit dem Umstand umgehen, dass die Lebendspende einer Niere zwar kurzfristig nur ein relativ geringes Gefährdungspotential für den Spender enthält, ihn jedoch mittel- und langfristig im Falle eines Tumorbefalls der verbleibenden Niere oder einer Zerstörung derselben infolge eines Unfalls seinerseits dialysepflichtig und eventuell transplantatbedürftig macht. Und: Wie soll man im Falle der Teilleberentnahme mit dem nicht gänzlich ausschließbaren Todesrisiko des Spenders umgehen, welches im Falle der Lebendspende einer Niere bei etwa 1 zu 4.000 und bei der Teilleberspende bei etwa 1 zu 2.000 liegt.[41] Die Kernfrage lautet, ob eine derartige Gefährdung des eigenen Lebens mit dem autonomiegegründeten Selbstbestimmungsrecht des Individuums vereinbar ist.

Die Frage der Rechtfertigungsmöglichkeit eines – wenn auch statistisch relativ geringen – Todesrisikos des Lebendspenders ist im Fall der Nierenlebendspende unter dem Aspekt zu bewerten, dass es in Form der Hämo- bzw. der Peritonealdialyse sowie der Totenspende wirksame Alternativen zur Lebendspende gibt und damit die Möglichkeit des vollständigen Ausschlusses eines solchen Todesrisikos des Spenders, wenngleich unter Hinnahme von für den transplantatbedürftigen Patienten nicht unerheblichen Einschränkungen und einer im Schnitt 5–7-jährigen Wartezeit auf eine postmortal gespendete Niere. Lässt sich in Anbetracht dieser beiden Alternativen der Tod auch nur eines Einzigen von 4.000 Lebendspendern einer Niere rechtfertigen? Auch im Falle der Teilleberspende existiert mit der postmortalen Organspende eine Alternative, wobei freilich infolge des schon genannten Spendemangels das Risiko, auf der Warteliste zu versterben, bei über 25 % liegt. Das heißt: Hält man die Lebendspende einer Teilleber zwecks Vermeidung des Todes eines von 2.000 Spendern für nicht rechtfertigungsfähig, wird man zugleich fragen, wie dann der Tod eines von vier dringend einer Leberspende bedürftigen Patienten hingenommen werden kann.

Hier hilft der Rekurs auf das autonomiegegründete Selbstbestimmungsrecht des Individuums nicht weiter, da es sich offensichtlich nicht nur um einen individuellen, sondern wesentlich um einen gesellschaftlichen Problemkontext handelt. Die Freiwilligkeit der Lebendspende ist nur die

---

[41] Angaben nach Broelsch 2006: 61 u. 62. Vgl. die Zahlen bei Breyer et al. 2006: 30; dort weitere Hinweise.

Zur Frage der Zulässigkeit der Mittel der Organtransplantation

notwendige Bedingung ethischer Rechtfertigungsfähigkeit dieses Verfahrens, nicht schon die hinreichende Bedingung: Zwar bedarf jeder Eingriff in den Körper eines Menschen *notwendigerweise* seiner zuvor gegebenen aufgeklärten und vollkommen freien Zustimmung. Da es sich im Falle der Lebendspende jedoch, wie gesagt, um einen Eingriff ohne die sonst erforderliche ärztliche Indikation und ohne medizinischen Vorzug für den Spender handelt, bedarf es über das Gegebensein der notwendigen Bedingung der Freiwilligkeit hinaus der Erfüllung der *hinreichenden* Bedingung. Dieselbe lässt sich durch das Kriterium festlegen: Liegt ein Notfall vor und fehlt es an wirksamen Alternativen und sind Risikogefährdung und Schädigung, denen sich der Spender freiwillig unterziehen will, aus übergeordneter Sicht hinnehmbar, dann ist Rechtfertigungsfähigkeit gegeben; fehlt auch nur eine dieser Bedingungen, dann nicht.

Der Respekt vor der Freiheit der Selbstbestimmung des Individuums und die Lebensschutzpflicht auch gegenüber dem potentiellen Lebendspender entbinden die Gesellschaft nicht von der Pflicht, die Vermeidbarkeit des Risikos und der Schädigung eines Menschen immer wieder erneut zu überprüfen.[42] Der deutsche Gesetzgeber sucht daher die Freiwilligkeit der Lebendspende mehrfach abzusichern: zum einen dadurch, dass die Lebendspende nicht-regenerierungsfähiger Organe nur zwischen Verwandten ersten und zweiten Grades, Ehegatten, Verlobten sowie anderweitig einander persönlich Nahestehenden erlaubt ist; sodann durch ein striktes Verbot des Organhandels[43] und schließlich durch die Auflage, dass bei einer Lebendspende nicht regenerierungsfähiger Organe »die nach Landesrecht zuständige Kommission gutachtlich dazu Stellung genommen hat, ob begründete tatsächliche Anhaltspunkte dafür vorliegen, dass die Einwilligung in die Organspende nicht freiwillig erfolgt oder das Organ Gegenstand verbotenen Handeltreibens nach Paragraph 17 ist«[44]. Auch dürfen nur Volljährige in eine Lebendspende einwilligen; Eltern können ihren Kindern, nicht aber (minderjährige) Kinder ihren Eltern Organe oder Teile derselben spenden. Zwar sind auch Heranwachsende autonom und besitzen ein Recht auf Selbstbestimmung; zwar mag sich die Situation eines Siebzehnjährigen, der einem schwer leidenden Elternteil eine Niere spenden möchte, anders ausnehmen als die entsprechende Bereitschaft eines Siebenjährigen.

---

[42] Vgl. TPG: § 8 Abs. 1 Satz 4. Im Falle spendewilliger Minderjähriger hat der Gesetzgeber festgelegt, dass ein Zweifel an der Freiwilligkeit seiner Entscheidung als grundsätzlich nicht ausräumbar anzusehen ist, und eine Organspende ausnahmslos verboten.
[43] Näheres im Abschnitt 4.4.
[44] TPG: § 8 Abs. 1 Satz 2.

Ausnahmslos jedoch überwiegt in ethischer Sicht die Schutzpflicht von Eltern und Gesellschaft gegenüber den Heranwachsenden sowohl das ethische Hilfsgebot als auch das Selbstbestimmungsrecht. Hinzukommt, dass der Zweifel, ob ein spendewilliger Minderjähriger in seiner Entscheidung wirklich frei ist, als grundsätzlich nicht ausräumbar gilt.[45]
Zur Diskussion steht, ob ein derartiger Zweifel auch im Falle erwachsener Lebendspender auszuschließen ist. Der Arzt muss gemäß den bereits genannten »Empfehlungen zur Lebendorganspende« der Bundesärztekammer »gemeinsam mit einem weiteren approbierten Arzt [...], der nicht mit der Transplantation befasst und von dem transplantierenden Arzt unabhängig ist«, über »Art, Umfang sowie mögliche Komplikationen« ebenso aufklären wie über »Folgen und Spätfolgen«, einschließlich der Möglichkeit einer Minderung der Erwerbsfähigkeit.[46] Hinzukommen Hinweise auf die Erfolgsaussichten, versicherungsrechtliche Fragen, Nachsorgeuntersuchungen und, last but not least, die Unterrichtung über das jederzeitige Widerrufsrecht der Einwilligung bis zur Transplantation. Der Arzt muss sich darüber hinaus vergewissern, dass der Spendewillige über die umfassende Aufklärung hinaus der Spende aus freien Stücken zustimmt. Was im Kürzel »informed consent« wie selbstverständlich miteinander verbunden ist, stellt bei näherem Hinsehen zwei wohl zu unterscheidende Sachverhalte dar: Aufklärung des Spenders ist die notwendige, doch erst seine freie Zustimmung die hinreichende Bedingung für die Rechtfertigungsmöglichkeit der Annahme eines Lebendspendeangebots.

Zu fragen ist, ob und wenn ja, wie sich die Freiheit einer solchen Entscheidung objektiv sichern und jedweder Zwang ausschließen lässt. Konkret: Wie frei ist der Partner in einer (Ehe-)Gemeinschaft, wenn der/die Andere dringend eines Spenderorgans oder des Teiles eines solchen bedarf? Wie frei sind Eltern in einer solchen Situation gegenüber ihren Kindern? Bis zum Erweis des Gegenteils geht man allgemein davon aus, dass sie es nach menschlichem Ermessen dann sind, wenn sie Dritten, vor allem den Ärzten und Psychologen gegenüber hinreichend plausibilisieren können, dass von dem vorgesehenen Empfänger keinerlei Druck oder Zwang ausgeht und sie selbst die Organspende als einen Akt freier Zuwendung zum Anderen verstehen. Zumindest in einer partnerschaftlichen Beziehung oder im Verhältnis von Eltern ihren Kindern gegenüber in der Regel wird man Letzteres als gegeben ansehen können; dies nicht zuletzt deswegen, weil eine Lebendspende nicht nur Ausdruck liebevoller Sorge und

---

[45] TPG: § 8 Abs. 1 Satz 1 Nr. 1a.
[46] Grundlage: TPG: § 8 Abs. 2 u. 3. Vgl. Bundesärztekammer 2000.

Verantwortung für den Anderen ist, sondern zugleich auch zur Milderung eigenen Mit-Leidens beitragen kann; z.B. wenn der Partner/die Partnerin oder das Kind im Falle einer Nierenlebendspende von der ständigen und belastenden Dialysepflicht befreit wird, was dem Spender die Möglichkeit verschafft, an der neuen Freiheit des Transplantierten teilzuhaben. Hier zeigt sich, dass Lebendspenden nicht ausschließlich im Interesse des Empfängers liegen müssen.[47]

Was die genannte Forderung nach Ausschluss des Zweifels angeht, so ist dies in Bezug auf die notwendige Bedingung, die vollständige Aufklärung, nachweislich erfüllbar: Die Aufklärung ist dokumentationspflichtig, das entsprechende Protokoll muss vom Spender wie von zwei Ärzten unterschrieben werden. Hinsichtlich der hinreichenden Bedingung jedoch, der Freiheit der Einverständniserklärung, wird man letzte Zweifel nie ganz ausschließen können; wohl aber wird man im konkreten Fall sagen können und auch müssen, ob ein *Anlass zu begründetem* Zweifel am Vorliegen der Freiwilligkeit gegeben ist. Liegt ein solcher Anlass vor, darf das Angebot des Spendewilligen *nicht* angenommen werden. Ethische Grundlage ist der Respekt vor der Freiheit der Selbstbestimmung eines Menschen, der seine Umgebung nicht von der Pflicht entbindet, die Selbständigkeit und Freiwilligkeit zu überprüfen, im Zweifelsfall die Spende zurückzuweisen und ggf. den Spendewilligen vor einer Selbsttäuschung zu bewahren. Die Bereitschaft zur Lebendspende von Druck und gar Zwang, sei er psychischer, moralischer oder sozialer Natur, freizuhalten, ist nach wie vor ein ethisches Gebot höchsten Ranges.[48]

3.2.2.2 Individualethische Analyse II: der Empfänger
Im Hinblick auf den Empfänger ist zu fragen, ob das Leid und die Todesgefahr eines organbedürftigen Patienten die Hinnahme des Risikos und der Schädigung des Lebendspenders rechtfertigen können. Im Allgemeinen verpflichten schweres Leid und vor allem die Todesgefahr eines Menschen denjenigen, der über die Möglichkeit zur Hilfe verfügt, aus ethischer Sicht zu entsprechendem Handeln. Auch verdient das natürliche Interesse des Organbedürftigen an Lebensrettung und Leidverminderung öffentlichen Schutz. Voraussetzungen sind Zumutbarkeit, Verhältnismäßigkeit und Angemessenheit. *Zumutbar* ist die Hilfe dann, aber auch nur dann, wenn der Einzelne überhaupt in der Lage ist zu helfen, getreu dem ethischen Prinzip des *»ultra posse nemo potest obligari«* – niemand kann über sein

---
[47] Strik 2003.
[48] Künsebeck 2007.

Können hinaus verpflichtet werden. *Verhältnismäßig* ist die Hilfsverpflichtung dann und nur dann, wenn zwischen dem Gewicht der Hilfe und der Schwere des eigenen Schadens eine vertretbare Relation besteht; unvertretbar ist ein Schaden für den Helfenden, der mindestens so groß, wenn nicht größer als die Hilfe ist. *Angemessen* ist eine Hilfsverpflichtung dann, aber auch nur dann, wenn hierdurch keine Grundrechte und keine hochrangigen ethischen Normen wie Würde, Autonomie, Lebensschutz und Gerechtigkeit tangiert sind.

Unterstellt man, dass die Erfüllung der Hilfspflicht u. U. auch die Hinnahme existenzieller Selbstgefährdung prospektiver Lebendspender einschließt, so ist aus ethischer Sicht neben der Zumutbarkeit das Vorliegen von Dringlichkeit und Alternativlosigkeit entscheidend. Beides ist jedoch, wie gesagt, im Falle der Nierenspende angesichts der Alternativen der Hämo- bzw. Peritonealdialyse und der Totenspende nicht immer der Fall, und auch hinsichtlich der Teilleberspende gibt es im Grundsatz – wenn auch nicht hinreichend – die Alternative der Totenspende. Der transplantatbedürftige Patient kann mithin aus ethischer Sicht die genannte Gefährdung des Nieren- bzw. Teilleberspenders nur dann rechtfertigen, wenn die Hämo- bzw. die Peritonealdialyse nicht mehr hinnehmbare Probleme schafft und die Länge der Wartezeit auf ein postmortales Organ zu einer Gefahr für sein Leben wird. Rechtfertigungsfähigkeit der Annahme einer Lebendspende seitens des Empfängers ist im Falle der Niere mithin nur im Notfall gegeben. Hinsichtlich der Teilleberspende wird man feststellen müssen, dass bei dem derzeit noch vorhandenen Mortalitätsrisiko des Lebendspenders aus der Sicht organbedürftiger Patienten eine solche Erwartung erst dann allgemein rechtfertigungsfähig wird, wenn bei weiteren Fortschritten dieses Verfahrens die Mortalitätswahrscheinlichkeit weiter reduziert wird. Bis dahin gilt der Schutz nach § 323c StGB vor einer nicht zumutbaren Ausweitung individueller Hilfspflicht, oder ethisch gesprochen: vor einer Hintansetzung des Rechts auf Schutz der eigenen körperlichen Integrität und des eigenen Lebens.

Das Problem, ob das Mortalitätsrisiko rechtfertigungsfähig ist, ist darüber hinaus ganz entscheidend eine Frage an den Arzt und sein Ethos des nicht nur Helfens, sondern auch des Nicht-Schadens.

3.2.2.2.3 *Individualethische Analyse III: der Arzt*
Zu fragen ist, ob die Schädigung des Spenders zum Zwecke der Hilfe für den Empfänger mit dem ärztlichen Ethos des Niemals-Schadens *(primum nil nocere)* vereinbar ist. Dass der Arzt – die aufgeklärte Zustimmung seines Patienten vorausgesetzt – seinen Auftrag zu helfen und zu heilen unter

Zur Frage der Zulässigkeit der Mittel der Organtransplantation

Umständen nur unter Hinnahme einer oftmals nicht unerheblichen Schädigung seines Patienten nachkommen kann, ist klinischer Alltag: keine Operation ohne mehr oder weniger schwerwiegende Verletzungen und Gefährdungen. Was dies von der Herausforderung des ärztlichen Ethos durch die Lebendspende unterscheidet, ist der schon genannte Umstand, dass der Arzt die Schädigung nicht an demjenigen vornimmt, der seiner Hilfe bedarf und dem er zu helfen versucht, sondern an jemandem, der von solcherart Schädigung und Gefährdung keinerlei medizinischen Vorteil und ggf. nur Nachteile hat. Einem gesunden, keiner ärztlichen Hilfe bedürftigen Menschen allein auf seinen frei geäußerten Wunsch hin Schmerzen und Nachteile bis hin zum Todesrisiko zumuten zu müssen, scheint das ärztliche Ethos in gewissem Sinne auf den Kopf zu stellen.

Hier genügt der Rekurs auf die Freiwilligkeit des Spenders nicht: Auch der Arzt ist autonom und prinzipiell durch Dritte unverfügbar. Autonomie und Selbstbestimmungsrecht des Organspenders haben an der Autonomie und dem Selbstbestimmungsrecht des Arztes ihre natürliche Grenze. Die Schädigung und Gefährdung des Spenders kann seitens des Arztes nur dann als Ausdruck freier und selbstbestimmter Wahrnehmung seiner Tätigkeit betrachtet werden, wenn – nach vorausgegangener Prüfung und Sicherstellung der Freiwilligkeit des Spenders – höchste Dringlichkeit und tatsächliche Alternativlosigkeit im Hinblick auf die Erhaltung des Lebens eines Schwerkranken gegeben sind. Nur in diesem Fall ist der Arzt in der Lage, nach pflichtgemäßer Prüfung des Vorliegens der Freiwilligkeit und des Fehlens eines geeigneten Totenspendeorgans eine Abwägung zwischen seiner Hilfsverpflichtung gegenüber seinem Patienten auf der einen und der Verantwortung gegenüber Leib und Leben des Spenders auf der anderen Seite vorzunehmen. Dabei stellen die auf Seiten des Spenders aus medizinischer Sicht unnötige Organentnahme und das perioperative Komplikationsrisiko und ggf. auch das Langzeitrisiko[49] für das ärztliche Ethos des »vor allem Nicht-Schadens« eine Herausforderung besonderer Art dar: Heilungsbemühung bei einem Patienten unter Hinnahme der Schadens- und Risikozufügung eines Dritten[50] – eine Herausforderung, die an die Wurzel des ärztlichen Ethos geht. Dies ist nicht allein durch die Freiwilligkeit des Spenders und die Not des Empfängers ethisch zu rechtfertigen; hinzukommen müssen die beiden bereits genannten Kriterien der Dringlichkeit und Alternativlosigkeit. Ist keines der beiden Kriterien oder nur eines erfüllt, wird der Arzt dem Schutz des prospektiven Spenders den

---

[49] Eigler 1997; Feuerstein 1995.
[50] Feuerstein 1995: 32f.; Beckmann 2007.

Vorzug geben müssen. Hier wird der eigentliche Grund für die *Subsidiarität* der Lebend- gegenüber der Totenspende deutlich: Die Lebendspende ist nur rechtfertigungsfähig, wenn in der Not des Patienten ein passendes Totenspendeorgan nicht zur Verfügung steht.[51] Des ungeachtet wird unter dem Druck des Mangels an postmortalen Organen nicht nur generell eine Ausweitung der Lebendspende empfohlen, sondern zugleich eine »Umkehrung der Subsidiarität« zugunsten derselben gefordert.[52]

3.3 Das Prinzip der Subsidiarität der Lebendspende

Das Prinzip der Subsidiarität besagt, dass die Inanspruchnahme einer Lebendspende nur zulässig ist, wenn zum Transplantationszeitpunkt kein passendes postmortal gespendetes Organ zur Verfügung steht; dieses Prinzip ist nicht nur im deutschen Transplantationsgesetz[53], sondern auch in der Menschenrechtskonvention des Europarates[54] verankert. Der individuelle Spender mag sich aus Sicht seines autonomiegegründeten Selbstbestimmungsrechts über die Subsidiarität der Lebend- gegenüber der Totenspende hinwegsetzen wollen, desgleichen der Empfänger in Anbetracht seines Leidens: der Arzt kann es nicht. Er ist verpflichtet, *erheblichen, aber vermeidbaren Schaden an Dritten auch tatsächlich zu umgehen*. Nur so lässt sich das ärztliche Ethos des »Niemals-Schadens« auch im Fall der Lebendspende salvieren.[55]

Eine »Umkehrung der Subsidiarität« zugunsten der Lebendspende wäre im Konflikt mit dem ethischen Grundsatz, dass deutlich weniger problematische Verfahren stets problematischeren vorzuziehen sind. Die postmortale Organspende ist ethisch insofern weniger problematisch, als das Entnahmerisiko für den Spender naturgemäß entfällt und das Schädigungspotential, wenn überhaupt, relativ gering ist, bei gleichzeitig hohem Nutzen für den Empfänger. Dagegen erweist sich die Schaden/Nutzen-Relation im Falle der Lebendspende, wie dargelegt, als unvergleichlich ungünstiger. Eine Umkehrung des Subsidiaritätsprinzips zugunsten der Le-

---

[51] TPG: § 8 Abs. 1 Satz 1 Nr. 2.
[52] Breyer et al. 2006: 123 ff.
[53] TPG: § 8 Abs. 1 Nr. 3.
[54] § 19 lautet: »Einer lebenden Person darf ein Organ ... nur dann entnommen werden, wenn weder ein geeignetes Organ ... einer verstorbenen Person verfügbar ist noch eine alternative therapeutische Methode von vergleichbarer Wirksamkeit besteht«. (Europarat 1997).
[55] Eigler 1997.

bendspende hieße mithin, eine günstige Schaden/Nutzen-Relation gegen eine deutlich ungünstigere zu tauschen; das dürfte kaum begründungs- und verallgemeinerungsfähig sein. Die Lebendspende kann aus ethischer Sicht mithin allenfalls als *Ergänzung*, nicht jedoch als *Priorisierung* gegenüber der postmortalen Organspende gelten.[56] Die Empfehlung, die Lebendspende öffentlich oder ärztlich zu propagieren, gar noch mit der Steigerung, dieselbe »präemptiv durchzuführen«[57], wäre nicht nur mit dem genannten Grundsatz der Priorisierung der möglichst günstigen Schaden/Nutzen-Relation gegenüber einer definitiv ungünstigen unvereinbar, sondern verstieße darüber hinaus massiv gegen das ärztliche Ethos des *primum nil nocere*.[58]

Der vielfach nicht ausräumbare Zweifel, ob wirklich Alternativlosigkeit gegeben, Handel auszuschließen und Freiwilligkeit des Spenders anzunehmen sind, stellt in Deutschland den Hauptgrund für die *Subsidiarität* der Lebendspende und den *Vorrang* der Totenspende dar.[59] Hinzukommt die Befürchtung, dass die genannten Zweifelsmöglichkeiten auf die Dauer das Vertrauen der Bevölkerung in die Transplantationsmedizin untergraben und zu einem Rückgang der postmortalen Organspende führen könnten. Dessen ungeachtet wird die Lebendspende nicht nur propagiert, es wird auch erwogen, wie weiter unten im Abschnitt 4.4 näher vorgestellt wird, dieselbe auszuweiten und durch materielle Anreize und ggf. finanzielle Entgelte zu stimulieren, beides ggf. durch Errichtung eines »geregelten Marktes« für Lebendorgane. Zu prüfen ist im Folgenden, wie sich derartige Folgen des Organ(-spende-)mangels aus ethischer Sicht darstellen.

4. Vertretbarkeit der Folgen des Verfahrens der Organtransplantation

4.1 Gerechtigkeitsprobleme der Organzuteilung unter Mangelbedingungen

Im postmortalen Bereich ist als Folge des Spendemangels allem voran die Verletzung der Norm der Gerechtigkeit zu nennen. Gemeint ist die Schwierigkeit einer gerechten Organallokation unter den Bedingungen

---

[56] Vgl. die »Empfehlungen zur Lebendorganspende der Bundesärztekammer« vom 1. Dezember 2000 (Bundesärztekammer 2000).
[57] Breyer et al. 2006: 125.
[58] Vgl. hierzu Beckmann 2004.
[59] TPG: § 8 Abs. 1 Satz 1 Nr. 3.

Ethische Aspekte der Organtransplantation

des Mangels an Spenden.⁶⁰ Hier lassen sich ein *Verteilungs-* und ein *Zuteilungs*vorgang voneinander unterscheiden: Es können naturgemäß nur so viele Organe *ver*teilt werden, wie gespendet werden. Da es an Letzterem mangelt, entstehen Gerechtigkeitsprobleme: Nicht jeder Patient erhält das für ihn erforderliche Organ. Aus der *Ver*teilung kann nur dann eine *Zu*teilung werden, wenn die medizinischen Daten des Spenderorgans mit denen des Empfängers übereinstimmen. Auch diesbezüglich können Gerechtigkeitsprobleme auftreten, nämlich dann, wenn zwei oder mehrere Patienten unter medizinischen Kriterien für ein und dasselbe Spenderorgan in Frage kommen, aber nur einer das Organ erhalten kann.

Die sog. *vermittlungspflichtigen* Organe (Herz, Lunge, Leber, Niere, Pankreas und Darm) werden dem Patienten nicht von seinem ihn behandelndem Arzt zugeteilt, sondern in Verbindung mit Eurotransplant⁶¹ nach Maßgabe der einheitlichen Warteliste über das betreffende Transplantationszentrum an den Patienten vermittelt. Voraussetzung ist, dass der behandelnde Arzt seinen Patienten mit dessen Einwilligung zuvor dem Transplantationszentrum gemeldet hat, das für die Organübertragung vorgesehen ist. Kriterien für die Aufnahme des Patienten auf die Warteliste⁶² sind die entsprechende medizinische Indikation, voraussichtlicher Erfolg (erwartbares Überleben des Empfängers, hinreichend lange Transplantatfunktion) und Dringlichkeit⁶³, Verbesserung der Lebensqualität sowie vollständige Aufklärung über Risiken, Erfolgsaussichten betr. der »längerfristigen medizinischen, sozialen und psychischen Auswirkungen« einer Transplantation (Erforderlichkeit lebenslanger Immunsuppression und regelmäßiger Kontrolle, Möglichkeit von Nebenwirkungen etc.).⁶⁴ Hindernisse für die Aufnahme in die Warteliste können neben der Nichterfüllung einzelner oder mehrerer dieser Kriterien mangelnde Compliance des Patienten (Alkoholmissbrauch, Drogen, Unregelmäßigkeiten der Medikamenteneinnahme), maligne Erkrankungen oder schwerwiegende Herz-

---

⁶⁰ Junghanns 2001; Gutmann et al. 2003; Oduncu et al. 2003; Schmidt 2003; Sellmaier / Vossenkuhl 2003; Höfling 2007.
⁶¹ Eurotransplant International Foundation 1996.
⁶² Zur Betreuung der Wartelisten nach TPG vgl. Lilie 1999.
⁶³ TPG: § 12 Abs. 3.
⁶⁴ Vgl. Richtlinien zur Organtransplantation gem. § 16 TPG 2006: A 3282–3290. Diese Richtlinien beziehen sich speziell auf die Leber-Transplantation, gelten aber in ihrer Allgemeinheit auch für die übrigen vermittlungspflichtigen Organe. Die Richtlinien werden gemäß § 16 Abs. 1 Nr. 5 TPG von der BÄK auf Vorschlag der »Ständigen Kommission Organtransplantation« regelmäßig neuen Erkenntnissen der Transplantations-Medizin angepasst.

und Gefäßerkrankungen sein. *Keine* Rolle spielen sozialer Status, finanzielle Situation, Versicherungsstatus u. ä. Von zentraler Bedeutung bei der Organzuteilung sind die beiden Kriterien der *Dringlichkeit* und der *Erfolgsaussicht*.[65] Beide Kriterien sind nicht einfach miteinander zu verbinden, weil ersteres rein patient-, letzteres darüber hinaus organbezogen ist. Starke Dringlichkeit ist nicht ohne weiteres mit hoher Erfolgsaussicht verbunden. Häufig liegt ein hohes Maß an Erfolgsaussicht vor, ohne dass Dringlichkeit gegeben ist. Oberste Dringlichkeitsstufe (high urgency, HU) ist eine lebensbedrohliche Situation, welche zum Vorrang vor den übrigen Patienten führt, auch wenn die Erfolgsaussicht bei einem anderen Patienten möglicherweise höher ist.[66]

Kinder genießen Vorrang, weil sie »durch das Warten auf ein geeignetes Transplantat in ihrer Entwicklung in besonderer Weise beeinträchtigt werden«[67]. Ihnen werden beispielsweise im Falle der Lebertransplantation vorrangig alle Lebern von Spendern mit weniger als 46 kg Körpergewicht zugeteilt. Mit einer postmortal gespendeten Leber können u. U. zwei Kinder mit drohendem Leberversagen gerettet werden.

4.2 Gerechtigkeit als ethische Norm

Leitende ethische Norm des Umgangs mit der Negativdifferenz zwischen Transplantatbedarf und Spendenmangel ist neben der Hilfe für den Patienten die Wahrung der Gerechtigkeit.[68] Die Termini ›Gerechtigkeit‹ bzw. ›gerecht‹ bezeichnen genau betrachtet keine Eigenschaften von Personen, sondern von Handlungen. Zwar begegnet man im Alltag häufig der Redeweise »X ist gerecht« und »Y ist ungerecht«, doch erweist sich dies bei näherem Hinsehen als eine metaphorische Redeweise. »X ist gerecht« heißt genau genommen: »Sofern X auf eine bestimmte Weise handelt, ist seine Handlung gerecht«.

Sodann: So unterschiedlich die Deutungen dieses Begriffs sind, so ist doch allen eine formale Struktur gemeinsam: der Begriff der Gerechtigkeit

---

[65] Schreiber 2000.
[66] Im Falle z. B. der Leber-Transplantation entscheidet bei mehreren HU-Patienten der sog. MELD-Score (»**M**odel for **E**ndstage **L**iver **D**isease (Laborwerte wie Serotonin, Kreatinin, Bilirobin, etc) bzw., falls derselbe nicht adäquat ist, ein besonderer »matchMELD« (= Vergleich mit anderen Patienten mit Lebererkrankungen).
[67] Bundesärztekammer 2006: 3284.
[68] Bundesärztekammer 1982–1997; Kommentar hierzu: Lachmann/Meuter 2000; grundsätzlich: Kersting 1995; Biller-Andorno/Andorno 2001.

ist ein *relationaler* (nicht: *relativer*) Begriff. Mit seiner Hilfe soll ein Verhältnis, eine Proportion benannt werden. Aristoteles, der Vater dieses Gedankens, kennt diesbezüglich zwei verschiedene Arten von Proportionen: Gerechtigkeit *als Ausgleich* von Ungleichheiten (»kommutative Gerechtigkeit«) und Gerechtigkeit *in der Zuteilung von Gütern* (»distributive Gerechtigkeit«). Ersterer geht es um eine Äquivalenzbeziehung in Form einer arithmetischen Proportion (die Leistung *a* muss der Gegenleistung *b* entsprechen und umgekehrt), Letzterer um geometrische Proportionalität *(a* muss sich zu *b* genauso verhalten wie *c* zu *d)*. Der Gedanke der kommutativen Gerechtigkeit findet im Bereich des Gesundheitswesens bei denjenigen Unterstützung, die die begrenzten Ressourcen in der Medizin nach dem Prinzip verteilt sehen möchten: Wer viel eingezahlt hat, soll viel erhalten. Anders diejenigen, die das Prinzip der distributiven Gerechtigkeit angewandt wissen wollen, demzufolge grundsätzlich Gleiches gleich und Ungleiches ungleich zu behandeln ist. So ist es gemäß dem Prinzip der distributiven Gerechtigkeit absolut ungerecht, Menschen in ein und derselben Lebenssituation unterschiedlich zu behandeln.

Doch vor eben diesem Problem steht die Transplantationsmedizin infolge des Mangels an postmortalen Organspenden.[69] Es ist dieser Mangel, der die Situation gleichsam auf den Kopf stellt: Statt die für die Transplantationsmedizin bereitzustellenden Mittel (postmortale Spenderorgane) den medizinischen Erfordernissen und Bedürfnissen des Menschen (transplantatbedürftige Patienten) anzupassen, werden die Bedürfnisse des Menschen und der sie versorgenden Ärzte unter das Diktat begrenzter Mittel gezwungen. Folge: Es kommt unausweichlich zum Konflikt zwischen den zentralen ethischen Normen des Lebensschutzes und der Gerechtigkeit: Es ist ein Verstoß gegen die Gerechtigkeitsnorm, Patienten mit gleichen Bedürfnissen unterschiedlich zu behandeln. Es ist ein Verstoß gegen die Verpflichtung zum Schutz menschlichen Lebens, Patienten mangels Organspenden sterben zu lassen. Was diesen Konflikt besonders schwierig macht, ist, dass er sich nicht auf derselben Ebene abspielt: Die Gerechtigkeitsfrage entsteht bereits auf der (abstrakten) Makroebene, d. h. dort, wo *ver*teilt wird, die ärztliche Hilfspflicht hingegen stets auf der (konkreten) Mikroebene des Einzelfalls, d. h. dort, wo *zu*geteilt wird. Da es den Patienten nur in der Form der *Einzelheit* und *Unwiederholbarkeit* gibt, das aus medizinischer und ärztlicher Sicht Erforderliche seiner Natur nach mithin nicht abstrakt, extern und im vorhinein quantitativ festlegbar ist – das wäre eine falsche Homogenitätsannahme –, sondern erst auf der Ebene

---

[69] Lachmann/Meuter 2001.

des einzelnen Patienten entscheidbar wird, entstehen zwangsläufig Gerechtigkeitslücken. Hinzukommt: Die Verteilungsebene ist *mangeldominiert*, die Zuteilungsebene *resultatorientiert*. Die Gerechtigkeitsproblematik in der Organzuteilung ist daher weiterhin ein ebenso zentrales wie dringliches Thema.[70]

Im Folgenden geht es um eine weitere Folge des Spendemangels, den Druck auf eine Ausweitung der Lebendspende.[71]

4.3 Ausweitung des Spender-Empfänger-Kreises bei der Lebendspende?

Der Gesetzgeber hat im wesentlichen aus zwei Gründen die Lebendspende auf Verwandte I. und II. Grades sowie auf einander »persönlich Nahestehende« beschränkt: einmal, um auf diese Weise Freiwilligkeit zu sichern, und sodann, um Organhandel auszuschließen. Zu fragen ist, ob an diesen beiden Zielen wegen an der genannten Restriktion des Spender-/Empfänger-Kreises festgehalten werden kann, fehlt es doch zwischen Familienmitgliedern oder sonst wie einander Nahestehenden häufig an der für eine Organtransplantation erforderlichen medizinischen Kompatibilität zwischen Spender und Empfänger. Diskutiert wird[72], wie sich vor diesem Hintergrund der Gedanke einer Ausweitung des Spender-/Empfänger-Kreises über den vom Gesetzgeber vorgeschriebenen Rahmen hinaus sowie die Zulassung der anonymen Lebendspende (»pooling«) aus ethischer Sicht ausnehmen und ob nicht gar eine Notwendigkeit der Ausweitung zu konstatieren ist.[73]

4.3.1 Ethische Fragen der sog. Cross-over Spende

Die Frage der Sicherung der Freiwilligkeit einer Lebendspende für den Fall, dass man den Spender-Empfänger-Kreis ausweitet, sei es durch eine liberale Auslegung der gesetzlichen Vorschrift des »persönlichen einander Nahestehens«, sei es durch Ausweitung des Spenderkreises auf anonyme Lebendorganspenden (»pooling«), schließt eine Auseinandersetzung mit dem Problem ein, dass einerseits die Freiwilligkeit des Lebendspenders unter Verwandten und einander anderweitig Nahestehenden in der Regel

---

[70] Kostka 2004; Veatch 2004; Lübbe 2004; Rescher 2006.
[71] Das Folgende enthält Übernahmen aus Beckmann 2004.
[72] Kress 2000.
[73] Schreiber 2005.

einen hohen Wahrscheinlichkeitsgrad besitzen mag, andererseits aber im Einzelfall gerade infolge verwandtschaftlich bedingter Abhängigkeiten eingeschränkt sein kann.[74] Darüber hinaus ist zu fragen, ob es nicht auch unter Nichtverwandten oder einander nicht anderweitig persönlich verbundenen Menschen ebenso im Regelfall Freiwilligkeit als auch im Einzelfall deren Einschränkung geben kann.

Schließlich ist zu prüfen, worin die vom Gesetzgeber geforderte Voraussetzung der besonderen »persönlichen Verbundenheit« bestehen kann und für wen dies »offenkundig« sein muss. Im Falle von Ehepaaren, die einander ein Organ spenden, dürfte beides fraglos gegeben sein: Das Zusammenleben weist auf eine gemeinsame Lebensplanung hin; auch ist dieselbe allgemein ersichtlich. Doch zu entscheiden ist, ob die besondere persönliche Verbundenheit in gemeinsamer Lebensplanung liegen, und wenn ja, ob dies *für jedermann* offenkundig sein *muss*, oder ob es nicht u. U. genügt, in der Organbedürftigkeit zweier Menschen, die weder miteinander verwandt noch einander anderweitig persönlich verbunden sind, medizinisch, sozial und emotional ein Gefühl gemeinsamen Betroffenseins, eine Art »Schicksalsgemeinschaft«, zu sehen, die vielleicht nicht für jedermann, doch für die Beteiligten und ihre Umgebungen bei näherer Betrachtung »offenkundig« ist.[75] Diese beiden Fragen sind alles andere als rein theoretischer Natur: Sie stellen sich deswegen, weil Organspenden unter Verwandten vielfach medizinische Hindernisse, wie fehlende Blutgruppenverträglichkeit und HLA-Typisierung, im Wege stehen – Schwierigkeiten, die sich dagegen bei Ausweitung des Spender-Empfänger-Kreises u. U. vermeiden lassen. So gelingt einem so betroffenen Paar nicht selten, ein anderes zu finden, das sich in ähnlicher Lage befindet: Einer der beiden Partner benötigt eine Niere oder eine Teilleber, der andere möchte eine solche spenden, doch es fehlt an medizinischer Kompatibilität. Liegt dieselbe jedoch zwischen dem Spender bzw. der Spenderin des einen Paares in Bezug auf den Empfänger bzw. die Empfängerin des anderen Paares vor, so ist medizinisch eine so genannte Überkreuz-Transplantation (*cross-over* Transplantation) möglich.

Zur Frage, ob dies nach § 8 TPG erlaubt ist oder dem Verbot des Handeltreibens unterfällt[76], hat der 9. Senat des Bundessozialgerichts im Jahre

---

[74] Biller-Andorno/Schauenburg 2001, 2003; Bachmann/Bachmann 2007.
[75] Ähnlich Schreiber 2000; ablehnend dagegen Schroth 2003: 135.
[76] Schroth 2003: 132f. – Der Begriff des ›Handeltreibens‹ ist dem Betäubungsmittelgesetz entnommen (§ 29 BtMG). Danach »ist unter Handeltreiben jede eigennützige, auf Güterumsatz gerichtete Tätigkeit zu verstehen, selbst wenn es sich nur um eine einmalige oder vermittelnde Tätigkeit handelt, die zudem grundsätzlich auch Tausch- und sogar Schenkungs-

2003 ein Urteil nach einer vorausgegangenen Entscheidung des Landessozialgerichts NRW gefällt,[77] das auch in ethischer Hinsicht besondere Aufmerksamkeit verdient: Die Vorinstanzen hätten die gesetzliche Regelung, dass Personen einander »in besonderer persönlicher Verbundenheit offensichtlich nahe stehen« müssen, *zu eng ausgelegt*[78]. Es komme nach § 8 Abs. 1 Satz 2 TPG darauf an, »ob das konkret entnommene Organ auf eine Person übertragen wird, die zu dem Spender in einer bestimmten Beziehung steht«[79]. Zwar genüge »bloßes ›Kennen‹« nicht; vielmehr müssen »persönliche Elemente« im Spiel sein. Diese müssen jedoch nicht so weit gehen, dass von einer »gemeinsamen Lebensplanung« die Rede ist; dies sei zwar bei Ehepaaren anzunehmen, nicht aber unbedingt bei Verwandten zweiten Grades, z. B. zwischen Onkel und Nichte. Da das Gesetz jedoch eine Lebendspende auch zwischen Verwandten zweiten Grades zulasse, bei denen in der Regel keine gemeinsame Lebensplanung unterstellt wird, könne eine solche Forderung auch nicht an die Art der Verbundenheit zwischen zwei Paaren angelegt werden, die für eine Überkreuzspende in Frage kommen.[80] Anders gesagt: Eine gemeinsame Lebensplanung ist sicher ein Indiz für das Bestehen besonderer persönlicher Verbundenheit; doch ist nicht jede Form besonderer persönlicher Verbundenheit mit gemeinsamer Lebensplanung verknüpft.

Aus ethischer Sicht entscheidend ist, sicherzustellen, dass die Verbindung zwischen Organspender und Organempfänger frei von ökonomischen und psychologischen Zwängen ist. Konkret: Es muss geprüft werden, ob die Beziehung zwischen Spender und Empfänger »hinreichend intensiv und gefestigt ist, um die Gefahr von Organhandel, Unfreiwilligkeit und zwischenmenschlichen Problemen im Falle von Komplikationen zu minimieren«[81]. Das BSG hat damit die eigentliche Regelungsabsicht des § 18 TPG nicht in einer *inhaltlichen Einengung* des Ausdrucks des einander Nahestehenmüssens gesehen, sondern die *Zwecksetzung* dieser Bestimmung betont, welche eine doppelte ist: Mit ihrer Hilfe soll erstens sichergestellt werden, dass die Beziehung zwischen Organspender und -empfänger frei von finanziellen Transfers ist, und zweitens, dass die Entscheidung des Organspenders frei und ohne moralischen Druck erfolgt.

---

geschäfte beinhalten kann«. Zum Begriff des ›Handeltreibens‹ mit speziellem Bezug auf das TPG vgl. Paul 1999.
[77] Bundessozialgericht 2003.
[78] Bundessozialgericht 2003: 4.
[79] Bundessozialgericht 2003: 11.
[80] Bundessozialgericht 2003: 12.
[81] Bundessozialgericht 2003: 13.

Auch muss die im Gesetzestext genannte »Offenkundigkeit« des einander persönlich Nahestehens laut BSG-Urteil nicht »ohne weiteres für jeden ersichtlich oder erkennbar sein«[82]; entscheidend ist vielmehr, dass sich die Offensichtlichkeit bei näherer Nachprüfung zweifelsfrei ergibt. Zentrale Konsequenz des BSG-Urteils: Bei einer Überkreuz-Lebendspende muss im Einzelfall geprüft werden, ob die Beziehung zwischen den beiden Spendern und den beiden Empfängern auf der Empfindung persönlicher Verbundenheit und auf einem »innerlich akzeptierten Gefühl der ›sittlichen Pflicht‹«[83] beruht. Damit stellt das BSG die Beurteilung des Sachverhalts unter die ethische Norm der Hilfsverpflichtung.

Zentral ist darüber hinaus die Klärung der Frage, ob es sich bei der Überkreuzspende um einen Vorgang handelt, der unter das Verbot des Organhandels[84] fällt. Laut Betäubungsmittelgesetz[85] »ist unter Handeltreiben jede eigennützige, auf Güterumsatz gerichtete Tätigkeit zu verstehen, selbst wenn es sich nur um eine einmalige oder vermittelnde Tätigkeit handelt, die zudem grundsätzlich auch Tausch- und sogar Schenkungsgeschäfte beinhalten kann«[86]. Was der Gesetzgeber gemäß BSG-Ansicht ausschließen will, ist der *kommerzialisierte* Organhandel und somit der *gewinnorientierte* Umgang mit menschlichen Organen in Form des Erstrebens eines finanziellen Vorteils. Keines von beiden ist bei einer Überkreuzspende von vornherein zu unterstellen; vielmehr gilt es im Einzelfall zu prüfen, ob es hierfür Anhaltspunkte gibt. Entscheidend ist die Freiwilligkeit der Organspende und fehlendes eigennütziges materielles Gewinnstreben. Ist beides nicht gegeben, erscheint die Überkreuz-Transplantation nicht nur rechtlich zulässig, sondern auch ethisch rechtfertigungsfähig.

Hinsichtlich der Ausweitung des Spender-Empfänger-Kreises durch Zulassung der Cross-over Spende ist mithin auch aus ethischen Gründen in jedem Einzelfall zu prüfen, ob ein Anlass zum Zweifel an der Freiwilligkeit der beteiligten Lebendspender besteht. Gibt es einen solchen Anlass zum Zweifel nicht, dann rückt die besondere Verbundenheit der Beteiligten (»Schicksalsgemeinschaft«) in den Blick, und es gibt keinen guten Grund, die für eine Cross-over Spende Eintretenden oder den anonymen Lebendspender anders zu behandeln als die vom Gesetz vorgesehenen »in einer besonderen Verbundenheit einander Nahestehenden«, noch anders

---

[82] Bundessozialgericht 2003: 16; so jedoch Schroth 2003: 134.
[83] Bundessozialgericht 2003: 14.
[84] TPG: § 17.
[85] BtMG: § 29.
[86] Bundessozialgericht 2003: 9.

als die miteinander Verwandten, von denen einige ebenso wenig durch eine »gemeinsame Lebensplanung« miteinander verbunden sind (Vetter/Cousine, Onkel/Nichte u.a.) wie die an einer Cross-over Spende Beteiligten.

4.3.2 Die anonyme Lebendspende (»Pooling«)

Ob die Möglichkeit einer Ausweitung der Lebendspende über die Crossover Spende hinaus, bei der sich, wie gezeigt, die Beteiligten persönlich kennen, auch eine *anonyme* Lebendspende (sog. »pooling«) rechtfertigungsfähig macht,[87] hängt nicht wenig davon ab, ob man das Konzept einer gemeinsamen Betroffenheitssituation auch auf Spender und Empfänger ausdehnen kann, die einander nicht kennen (können). Zur Frage steht, ob eine solche »Schicksalsgemeinschaft« (Bundessozialgericht) aktuell empfunden werden muss oder ob man dieselbe ebenso in der Solidarisierung des Lebendspenders mit dem ihm unbekannten Empfänger (und umgekehrt seitens des Empfängers mit dem ihm unbekannten und unbekannt bleibenden Spender) erblicken kann. Im Blick auf die ethisch zentrale Bedingung der Freiwilligkeit dürfte es z.B. gegen die anonyme Nieren-Lebendspende keinen Einwand geben, ist doch davon auszugehen, dass jemand, der unentgeltlich eine seiner beiden Nieren für Transplantationszwecke zur Verfügung stellt, dies freiwillig und aus Altruismus tut.[88]

Will man jedoch Freiwilligkeit mit Gewissheit sicherstellen und Organhandel ebenso sicher ausschließen, dann muss man die Lebendspende auf den Notfall beschränkt halten und mit Hilfe des Abbaus der Hindernisse der Totenspende den Druck auf die Lebendspende zu nehmen versuchen. Kliniken müssen ihrer im TPG festgeschriebenen Verpflichtung zur Meldung von potentiellen Organspendern stärker als bisher nachkommen, die Refinanzierung ihrer dadurch entstehenden Kosten muss gewährleistet sein und die Zusammenarbeit mit der Deutschen Stiftung Organtransplantation (DSO) verstärkt werden. Dies alles setzt voraus, dass sich durch umfassende Information und Aufklärung der Öffentlichkeit die Zahl derer in Deutschland erhöht, die sich zur postmortalen Organspende bereit erklären. Wenn Umfragen ergeben, dass zwar nur ca. 8% einen Spenderausweis besitzen, aber mehr als 70% der Rettungsmöglichkeit von Menschenleben durch ein postmortal gespendetes Organ positiv gegenüberstehen, dann zeigt dies, dass das Reservoir an postmortaler Organspendebereitschaft in Deutschland bei weitem noch nicht ausgeschöpft ist und derzeit

---

[87] Rittner et al. 2001; Achilles 2004, 2007.
[88] Klinkhammer 2004.

noch ungenützte Alternativen zur problematischen Lebendspende bestehen.

Zu den am problematischsten angesehenen Folgen des Organspendemangels gehört der Gedanke, dem Mangel an Spenden mit Hilfe von materiellen Anreizen bis hin zu einem »Markt für Organe« Abhilfe schaffen zu wollen. Im Folgenden geht es um die Frage, wie das aus ethischer Sicht zu beurteilen ist.

4.4 Ein »Markt für Organe«?

Das Verbot[89] des Handels mit Geweben und Organen[90] dient wichtigen ethischen Normen sowie zentralen Rechtsgütern: dem Respekt vor der körperlich-geistigen Integrität des Individuums sowie dem Schutz von Leib und Leben; hinzukommt der Schutz vor Ausbeutung in wirtschaftlicher oder sozialer Notlage. Ein *freier, d.h. ungeregelter* Markt für Organe würde schon daran scheitern, dass er unvermeidbar in einen Dauerkonflikt mit der Norm der Gerechtigkeit führen würde: Nicht wer ein Organ am dringendsten benötigt, sondern wer das Meiste zu zahlen imstande ist, würde ein auf dem Markt angebotenes Organ erhalten. Ärzte, die auf das Wohl ihrer Patienten ohne Blick auf deren Zahlungsfähigkeit verpflichtet sind, würden in ein Geschehen hineingezogen, in welchem lebenswichtige Organe nicht nach medizinischen, sondern nach ökonomischen Prioritäten verteilt werden. Unvermeidbar wären überdies sog. Wissens- oder Informationsasymmetrien: Der Käufer würde nicht immer das erforderliche Wissen und die Informationen hinsichtlich der Qualität des ihm angebotenen Organs erhalten, über die der Organanbieter verfügt; infolgedessen läuft der Käufer Gefahr, für sein Geld ein Organ minderer Qualität zu erhalten. Zu den medizinischen Risiken treten mithin ökonomische Nachteile hinzu. Ein *freier* Markt für Organe wäre ein Markt für den (Finanz-)Stärkeren, und dies zu Lasten des (Finanz-)Schwachen. Daher das Verbot des Organhandels.[91]

---

[89] König 1999; Schneider 2007; Schöne-Seifert 2007; Schroth 2007. Das Folgende enthält Übernahmen aus Beckmann 2004.
[90] Entsprechende Ansätze bezüglich der postmortalen Organspende werden hier nicht thematisiert, da die ethische Fragestellung diesbezüglich in wichtigen Punkten eine andere ist. Zur Frage der Zulässigkeit marktorientierter Ansätze in der postmortalen Organspende vgl. Hansmann 1989.
[91] TPG: §§ 17 und 18. – Das Organhandelsverbot gilt in den meisten Ländern. Vgl. WHO 1992. Guiding Principle No. 5 der WHO besagt:

Des ungeachtet wird seit geraumer Zeit verstärkt diskutiert, ob es Möglichkeiten gibt, die Kommerzialisierung von lebendgespendeten[92] Organen *in geregelte Bahnen* zu lenken. Sofern die Zielsetzung in der Vermehrung des Organangebotes (und nicht in der Schaffung neuer »Einnahmequellen«) liegt, ist hiergegen im Blick auf das Gut der Lebensrettung und Leidverminderung aus ethischer Sicht nichts einzuwenden. Zu prüfen ist freilich, ob das Ziel der Vermehrung des Organangebots mit Hilfe eines geregelten Marktes auch tatsächlich erreichbar ist, sodann, ob die dazu verwendeten Mittel zulässig sind und schließlich, ob angenommen werden kann, dass die freiwillige und uneigennützige Totenspende nicht in gleicher oder höherer Größenordnung zurückgeht; es kann immerhin nicht ausgeschlossen werden, dass immer weniger Menschen freiwillig spenden, wenn stattdessen materielle Vorteile zu erzielen sind.

4.4.1 Ist das Modell eines *geregelten* Marktes auf die Organgewinnung anwendbar?

Im Unterschied zu einem freien, d. h. weitgehend ungeregelten Markt für Organe würde ein *geregelter* Markt – trotz der auch in ihm herrschenden marktwirtschaftlichen Mechanismen – rechtlichen Regelungen, ethischen Grenzziehungen und strikter Überwachung (Festpreise, Organallokation unabhängig von der Zahlungsfähigkeit des Empfängers, Verfahrenstransparenz) unterworfen sein. Das heißt: Ethisch wie rechtlich unzulässige Seiten des Schwarzmarktgeschehens wie Diebstahl, Zwischenhandel, Ausbeutung, Betrug, Pfusch, etc. ließen sich vermutlich wirkungsvoll bekämpfen. Daher das Stichwort »freier Markt für Organe unter staatlicher Auf-

---

»The human body and its parts cannot be the subject of commercial transactions. Accordingly, giving or receiving payment (including any other compensation or reward) for organs should be prohibited«. Zur gesetzgeberischen Lage der Lebendspende im europäischen Raum vgl. Gutmann/Schroth 2002: 83 ff. Darüber hinaus existiert ein ausdrückliches Verbot der Werbung für Organspenden; vgl. Council of Europe, Steering Committee on Bioethics (CDBI) 2000: Art. 20. Abs. 1 Satz 1: »The human body and its parts shall not, as such, give rise to financial gain or comparable advantage«.

[92] Das Dargelegte gilt im Grundsatz auch von einem Markt für *postmortal* gespendete Organe, sofern der »Spender« sich seine Bereitschaft zu Lebzeiten honorieren lässt oder testamentarisch verfügt, dass der finanzielle »Erlös« nach seinem Tod den Erben zukommt. Was sich ändert, ist mithin nicht die Kommerzialisierung von Körperteilen, wohl aber der Risikofaktor, der bei der Totenspende naturgemäß entfällt. Dafür tritt freilich ein bei der Lebendspende unbekanntes ethisches Problem auf: wie nämlich die Erben aus ethischer Sicht damit umgehen sollen, dass ihnen Geld aus einem Organhandel zukommt. Dies bedürfte einer eigenen Analyse, die jedoch den gegenwärtigen Rahmen übersteigt.

sicht und Kontrolle«.[93] So wird vorgeschlagen, dass nicht Einzelpersonen, sondern ausschließlich Versicherungen oder der Staat den Organankauf übernehmen bzw. organisieren dürfen, damit angemessene Festpreise gezahlt, die Organe rein nach medizinischen Kriterien und nicht nach Zahlungsfähigkeit zugeteilt und insgesamt Transparenz in das Verfahren gebracht werden kann.[94]

Zugunsten des »Marktmodells« wird auf das Konzept der Vertragsfreiheit bezüglich des Austauschs von Gütern zu wechselseitigem Nutzen rekurriert. »Wenn sich zwei Wirtschaftssubjekte darauf einigen, einen Austausch von Gütern vorzunehmen, sollten sie prinzipiell nicht daran gehindert werden, diesen Tausch auch durchzuführen«[95]. Damit wird der Versuch unternommen, das Marktmodell, welches strukturell durch den Ausgleich von Angebot und Nachfrage gekennzeichnet ist, auf das Gut »Organaustausch« abzubilden. Konkret: Person A entscheidet sich, eine seiner beiden Nieren zum Kauf anzubieten, sei es aus Gewinnstreben, sei es aus finanzieller Not. Person B leidet infolge mangelnder Funktion seiner Nieren unter der regelmäßigen, zeitlich engmaschigen Dialyse und beantragt bei seiner Versicherung, ihm durch Ankauf eine funktionierende Niere zu beschaffen. Die Versicherung nimmt daraufhin mit A einen entsprechenden Kaufkontakt auf. Unterstellt wird, dass die Versicherung als Kaufinteressent pflichtgemäß überprüft, ob Anbieter A (1.) freiwillig handelt, (2.) seine Selbstschädigung aus ärztlicher Sicht vertretbar erscheint und (3.) das angebotene Organ von für B hinreichender Qualität und damit (4.) den Kaufpreis wert ist.

Das Marktmodell verabschiedet das bisher übliche Modell der nicht an materielle Interessen gebundenen Spende eines Organs oder Organteils zum Zwecke der Hilfe für einen anderen Menschen. An die Stelle des Spenders tritt der Verkäufer, an die Stelle des Empfängers – vertreten durch seine Versicherung – der Erwerber. Das Organ wird unter Marktgesichtspunkten begutachtet und bewertet. Voraussetzung der Übertragbarkeit eines derartigen Marktmodells ist, dass menschliche Organe *marktfähig* sind. Aus ethischer Sicht diesbezüglich entscheidend sind die Sicherstellung der Freiwilligkeit und der Nachweis medizinischer Vertretbarkeit auf Seiten des Anbieters, die Garantie hinreichender Qualität des

---

[93] Radcliffe-Richards et al. 1998; Harris/Alcorn 2001; Breyer 2002; Friedlaender 2002; Harris/Erin 2002; Schneider 2003; McCarrick/Darrag 2003; Aumann/Gaertner 2004; Reiter 2005. Grundsätzlich: Breyer 2002.
[94] Breyer et al. 2006: 127 ff., 138 f.
[95] Aumann/Gaertner 2004: 3; Kliemt 2007.

Verkaufsgutes für den Empfänger sowie die angemessene Wertbestimmung des Verkaufsgutes durch die Versicherung.

Ob menschliche Organe Gegenstände mit Warencharakter[96] darstellen, mit denen sich Handel treiben lässt, hängt wesentlich davon ab, wie man das Verhältnis des Individuums zu »seinen« Organen begreift.[97] Wenn dem Menschen seine Organe in derselben Weise »gehören«, wie ihm beispielsweise ein Haus, ein Buch oder ein Anzug gehört, dann kann der Einzelne seine Organe bzw. Teile derselben zum Gegenstand von Geld- oder Tauschgeschäften machen. Zur Diskussion steht, ob der Mensch an seinem Körper bzw. an Teilen seines Körpers in diesem Sinne ein eigentumbasiertes Verfügungsrecht besitzt.[98]

Nun kann der Ausdruck »haben« recht Unterschiedliches bedeuten: Zum einen kann er zur Beschreibung eines Zustands oder einer Qualität dienen (»Die British Library hat viele Bücher« = »In der British Library *befinden sich* viele Bücher«), zum anderen kann er zur Feststellung von Eigentumsverhältnissen dienen (»X hat viele Bücher« = »X *besitzt* viele Bücher«). Überträgt man diese beiden Bedeutungen von »haben« als »besitzen« und als »sich befinden in« auf das Verhältnis zwischen dem Menschen und seinen Organen, so zeigt sich, dass »haben« im Sinne von »besitzen« notwendig ein Subjekt voraussetzt, während »haben« im Sinne von »sich befinden in« *subjektlos* ist. Es macht folglich wenig Sinn zu behaupten, *im* menschlichen Körper befänden sich Organe in der Weise, wie die British Library Bücher enthält. Das Verhältnis zwischen dem Menschen und seinen Organen ist vielmehr *nur im Modus des Subjektseins* zu begreifen. Versteht jemand das Haben seiner Organe hingegen als reines »in-seinem-Körper-Enthalten-sein« und insoweit als persönliches Eigentum, so ist dies nur möglich durch vollständige Externalisierung der eigenen Körperhaftigkeit: Das Körper-Sein wird von seiner Subjektgebundenheit gelöst, es wird zur reinen Sache, über die das Subjekt dann wie über persönliche Eigentumsgegenstände frei verfügen kann. Folge: Der Körper bzw. seine Teile besitzen keinen *intrinsischen Wert*, sondern erhalten einen *externen Preis*, die Gesamtheit dessen nämlich, was derzeit bei Verkauf auf dem Markt erzielbar ist.[99] Die für den Menschen ebenso charakteristische wie notwendige Möglichkeit, sich zu seinem eigenen Körper in ein Verhält-

---

[96] Herrmann 2006; Fabre 2006; Mona 2007; Klinkhammer / Hibbeler 2007.
[97] Steinvorth 2000; Kalitzkus 2002; Heinrichs 2004; Kliemt 2005; Kliemt 2007.
[98] Andrews 1986; Quante 1996; Zech 2007.
[99] Quante 2003; Hastings Center Report 2003; Taupitz 2007.

nis setzen zu können, wird aufgehoben: Das Körperliche wird subjektlos und fremd.[100]

Sich zu sich selbst und seinem Körper in ein Verhältnis setzen zu können, stellt jedoch eine wesentliche Voraussetzung für die eigene Identität sowie für die Beziehung zu den Mitmenschen dar. ›Körper‹ ist Ausdruck eines bestimmten Verfasstseins des Menschen: Der Mensch *hat* einen Körper nicht in der Weise, wie er Dinge besitzt: Er *ist* in gewissem Sinne sein Körper, der Körper ist Bedingung seiner Existenz und sichtbarer Ausdruck seiner Identität. Der Zugriff auf den Körper seitens Dritter beschwört die Gefahr herauf, dass der menschliche Körper als *vergesellschaftbar* und *marktfähig* erscheint und damit *depersonalisiert* wird. Ist das Körperverhältnis erst einmal durch den Warencharakter von Organen entsubjektiviert und externalisiert, wird das Selbstverhältnis zum eigenen Körper zu einem Fremdverhältnis und der Bezug zum Körper des Anderen eine entpersonalisierte Ding-zu-Ding-Relation. An einer so gearteten Selbstentfremdung und Verfremdung des Anderen ändert auch ein geregelter Markt nichts.

4.4.2 Vereinbarkeit von Entscheidungsfreiheit und Markt?

Freiwilligkeit ist aus ethischer Sicht, wie dargelegt, das A und O der Organspende. Die skizzierte Depersonalisierung infolge zur Ware transformierter Körperteile lässt dem Organanbieter bzw. -verkäufer bei steigenden Preisen und dem Organnachfrager bzw. -käufer bei geringer werdender Lebensqualität jedoch kaum noch die Möglichkeit zu einer freien Entscheidung und beraubt beide, wenn auch auf jeweils andere Weise und mit anderen Folgen, der Manifestierbarkeit ihrer Autonomie durch Selbstbestimmung: Auf Seiten des Organanbieters bzw. -verkäufers steigt die Bedrohung der Manifestierbarkeit seiner Autonomie in dem Maße, wie seine wirtschaftliche Lage ihn zwingt, ggf. auch in ein ihn übervorteilendes Kaufgeschehen einzuwilligen, und auf Seiten des Organnachfragers bzw. -käufers steigt die Bedrohung der Manifestierbarkeit seiner Autonomie in dem Maße, wie sein Leben oder seine Lebensqualität zunehmend gefährdet sind. Dieser Sachverhalt ist mit dem für Märkte üblichen freien Spiel zwischen Angebot und Nachfrage infolge der Ausweichslosigkeit der Si-

---

[100] Beckmann 2004. Ob mit der Entsubjektivierung und Externalisierung des Körpers infolge seiner Umwandlung zur Ware auch eine »Profanisierung des Körpers« verbunden ist, wie Schneider 2003: 204, vermutet, bedürfte einer gesonderten Untersuchung religiöser Bewertung des menschlichen Körpers in weitgehend säkularisierten Gesellschaften.

tuation der Betroffenen nicht vergleichbar und die solchermaßen eingeschränkte Entscheidungs-»Freiheit« mit dem Respekt vor der Autonomie und dem Selbstbestimmungsrecht des Individuums nicht vereinbar. Auch ein geregeltes Marktmodell bedroht insoweit seine eigenen Bedingungen: die Freiheit der Entscheidung der am Markt Beteiligten.

4.4.3 Erzielbarkeit von Äquivalenz?

Da empirische Studien belegen, dass Organverkäufe überwiegend keine nachhaltige Verbesserung der Lebensumstände der »Spender« nach sich ziehen[101] und dass gleichzeitig der Druck auf die »Organpreise« in der Dritten Welt steigt,[102] kann dies als Beleg dafür gelten, dass anders als im üblichen Marktgeschehen die erforderliche Äquivalenz zwischen den Tauschgütern beim Organhandel offenbar häufig nicht zustande kommt. Zwar mag es durch das Verkaufsentgelt kurzfristig für einen wirtschaftliche oder soziale Not leidenden Organverkäufer eine Entspannung seiner Lebensumstände geben, doch ist dies kaum von Dauer; das wäre allenfalls bei lebenslanger Berentung des Organverkäufers der Fall, was wiederum angesichts der Überantwortung des Organpreises an die Gesetze des Marktes kaum realisierbar erscheint. Gerade die Überlassung an die Gesetze des Marktes steht einer gerechten Preis-Leistungs-Relation im Wege. Die großen Unterschiede etwa der Lebensstandards zwischen der Westlichen Welt und Ländern der Dritten Welt dürften selbst dann, wenn dem Organanbieter aus der Dritten Welt vom Westen Organpreise in Höhe mehrerer Jahresgehälter gezahlt würden, den Organkauf für den Empfänger aus der Westlichen Welt unverhältnismäßig preisgünstig gestalten und damit unter Gerechtigkeitsaspekten nicht rechtfertigungsfähig machen. Es sind die Gesetzmäßigkeiten des Marktes, die im Falle des Organhandels einen gerechten Preis verhindern.

Ob das Verbot des Organhandels aus juristischer Sicht dem Schutz der eingangs genannten Rechtsgüter wirksam dient oder ob der Gesetzgeber ein spezielles strafbewehrtes Verbot des Wuchers hätte schaffen müssen,[103] sei dahingestellt. Aus ethischer Sicht jedenfalls stellt nicht erst der Tatbestand des Wuchers, d. h. die Ausnutzung der Notlage eines potentiellen Lebendspenders durch Aufnötigung der Höhe eines Entgelts, die in

---

[101] Goyal et al. 2002; vgl. die Fallstudie von Cohen 2002 sowie Scheper-Hughes 2003. Zum internationalen Vergleich Daar 2004; neuerdings: Biller-Andorno/Kellmeyer 2007.
[102] Daul et al. 1996; Schlitt 2002.
[103] Schroth 2002: 121.

keinem vertretbaren Verhältnis zu der entstehenden Schädigung steht, sondern bereits die Ausnutzung einer wirtschaftlichen oder sozialen Notlage einen Verstoß gegen die Norm der Gerechtigkeit und ggf. gegen den Respekt vor der Menschenwürde im Sinne des Instrumentalisierungsverbots dar. Ausnutzung einer Notlage ist immer dann anzunehmen, wenn jemand eines seiner Organe oder Teile desselben aus Existenzsicherungsgründen auf dem Markt anbietet oder anbieten zu müssen meint. Nicht erst ein fehlendes »Preis-Leistungsverhältnis«, sondern bereits die Ausnutzung der Existenzsicherungsnot schränkt die freie Entscheidung eines Organverkäufers erheblich ein und verletzt damit die wichtigste ethische (wie rechtliche) Voraussetzung der Zulässigkeit der Lebendspende. Das Verbot des Organhandels dient darüber hinaus sozialethisch der Sicherstellung der Fundierung der Lebendspende auf der Norm mitmenschlicher Solidarität und Hilfsbereitschaft und schützt diese Fundierung vor einer Belastung oder gar Ersetzung durch die Gesetze des Marktes, wie Angebot und Nachfrage, Gewinnstreben, freie Preisgestaltung etc. – einer Kommerzialisierung lebenswichtiger menschlicher Körperteile also.

Streitig diskutiert wird, ob das Organhandelsverbot darüber hinaus auch dem Rechtsgut des Schutzes der Menschenwürde gilt.[104] Ethisch stellt sich diese Frage mit zweifachem Bezug: zum einen auf den Organspender (Individualwürde), zum anderen auf die Gesellschaft (Gattungswürde). Ist es mit der Würde des Individuums vereinbar, wenn dasselbe seine Organe zum Handelsgut macht? Diese Frage ist mit Gewissheit zu verneinen, wenn die Kommerzialisierung ohne oder gar gegen den Willen des Betreffenden erfolgt. Eine wie auch immer erzwungene Organabgabe, sei es aus wirtschaftlicher Not, sei es aus fehlender Aufklärung oder Einsichtsfähigkeit, widerspricht dem Instrumentalisierungs- oder Objektverbot und insoweit dem Respekt vor der Würde des Individuums. Liegt hingegen keinerlei Zwang vor und sind vollständige Entscheidungsfähigkeit und -freiheit gegeben, wird man nicht von einem Würdeverstoß sprechen können (es sei denn, man nimmt an, dass man gegen seine eigene Würde verstoßen kann). Bleibt die Frage, ob die freiwillige Selbstinstrumentalisierung des Individuums nicht u. U. die Würde Anderer, der Mitmenschen nämlich, verletzt. Konkret: Es bleibt zu prüfen, wie die mutmaßlichen Auswirkungen einer Kommerzialisierung der Lebendspende auf die Gesellschaft ethisch zu beurteilen sind. Widerspricht es der Gattungswürde, wenn in einer Gesellschaft die freiwillige Spende – die unfreiwillige bildet, wie dargelegt, stets einen Würdeverstoß – menschlicher Organe kommer-

---

[104] Sasse 1996; dagegen Schroth 2003: 119 ff.; vgl. Beckmann 2004: 17 ff.

zialisiert wird? Dies ist zu bejahen, wenn damit eine Erosion moralischer Werthaltungen und insbesondere eine Gefahr für den Respekt vor dem Subjektstatus jedes einzelnen Menschen verbunden sind.

Auch hat die Freiheit der Selbstinstrumentalisierung des Einzelnen ihre Grenze an der Pflicht des Staates zur Erhaltung der Vertrauenswürdigkeit gesellschaftlich allgemein akzeptierter Verfahren wie desjenigen der Transplantationsmedizin. Anders als beim in der *Handlung selbst* begründeten Würdeverstoß durch individuelle Kommerzialisierung einer Organabgabe wider Willen oder unter Ausnutzung einer Notlage, sind es im Falle des Verstoßes gegen die Gattungswürde durch allgemeine Kommerzialisierung die *Folgen*, welche ethisch nicht vertretbar sind.

Aufmerksamkeit verdient das neuerdings vorgebrachte Argument, es könne »zusätzlich [...] ein psychologischer Vorteil sein, wenn der Empfänger weiß, dass der Spender wenigstens einen finanziellen Ausgleich für sein Opfer erhalten hat«[105], Entgeltzahlung also nicht um des Spenders, sondern um des Empfängers willen vorliegt. Dies ändert freilich nichts am Sachverhalt des Handels: Der »Spender« macht gleichsam Geschäfte mit den Schuldgefühlen des Empfängers. Auch würde hiermit der der Organspende wesentlich zugrunde liegende Gedanke menschlicher Solidarität weitgehend in den Hintergrund gedrängt, der darin besteht, dass man ohne Ansehen des Empfängers freiwillig und unentgeltlich hilft, wobei man selbst in der gleichen Situation auf Hilfe hofft. ›Spenden‹ ist insoweit keine einseitige Handlung, sondern Ausdruck wechselseitigen Angewiesenseins. Auch dürfte das Bewusstsein der unentgeltlichen solidarischen Spende beim Empfänger anstelle von »Schuldgefühlen« eher das Gefühl der Dankbarkeit auslösen, verbunden mit dem Empfinden der Verpflichtung, nicht nur aus Eigennutz, sondern auch um des Spenders willen sorgsam mit dem neuen Organ umzugehen.

4.4.4 Gilt das Dargelegte auch für materielle Anreize zum Organangebot?

Sofern materielle Anreize geeignet sind, jemanden zum Verkauf eines Organs oder Organteils zu veranlassen, trifft das Dargelegte auch hierauf zu. Hat sich erst einmal durch derartige Anreize ein Markt für Organe gebildet, dürfte, wie gesagt, die Bereitschaft zur uneigennützigen Spende von Organen abnehmen: In einem überwiegend an merkantilem Gewinn orientierten Verfahren wird kaum noch unentgeltlich spenden, wer dasselbe mit

---

[105] Breyer et al. 2006: 126.

finanziellem Gewinn verbinden kann. Hinzu käme, so wird vermutet, ein Glaubwürdigkeits- und Vertrauensverlust der Transplantationsmedizin.[106] Es muss mithin bezweifelt werden, ob man sachgemäß behaupten kann, es liege bei der marktgeregelten Abgabe eines Organs »ein ansonsten völlig normaler Vorgang« vor, »dass nämlich für eine Leistung eine Gegenleistung erbracht wird [...]«[107]. Hält man diese Terminologie aus der Ökonomie überhaupt für anwendbar, dann wird man sagen, dass die »Leistung« des Organabgebers in der freiwilligen und unentgeltlichen – und lediglich hinsichtlich ihrer unabwendbaren Kosten zu kompensierenden – Hilfe für den Empfänger und die »Gegenleistung« des Empfängers in seiner Verantwortung für das zur Verfügung gestellte Organ besteht – beides sind immaterielle Größen.

Gefragt wird gleichwohl, warum es kein materielles Entgelt für Lebendspenden geben darf, wenn doch auch mancher Berufsstand, beispielsweise der des Soldaten, eine »Gefahrenzulage« erhält? Einer derartigen Analogisierung[108] von Organspende und Beruf steht bei näherem Hinsehen im Wege, dass eine solche Zulage für Berufe mit sozialer Dienstfunktion für die *Möglichkeit* einer Schädigung gezahlt wird, während der Lebendspender für die *Gewissheit* einer Schädigung honoriert werden soll. Hier liegt ein ethisch – und möglicherweise auch verfassungsrechtlich – entscheidender Unterschied vor: zwischen staatlicher Beteiligung an einem Ausgleich *möglicher* Berufsrisiken auf der einen und staatlichem Ankauf von *tatsächlichen* Schädigungen von Bürgern auf der anderen Seite. Ersteres mag, falls alternativlos, mit der Schutzpflicht des Staates vereinbar sein, Letzteres dürfte an Art. 1 und 2 GG scheitern. Oder ethisch gesprochen: Die Zahlung einer Zulage bei sog. Risikoberufen mag, sofern Freiwilligkeit gegeben ist, auf der Grundlage der Norm der Solidarität rechtfertigungsfähig sein; der staatliche Ankauf von tatsächlichen Schädigungen eines Bürgers hingegen verstößt gegen die Norm des Respekts vor der Unverletzlichkeit des Individuums, einer Norm, welcher der Staat in Anbetracht seines Gewaltmonopols in besonderer Weise verpflichtet ist.

Eingewandt wird gleichwohl, ob es nicht eine Art »staatlichen Paternalismus« darstellt, wenn der Gesetzgeber, wie in Deutschland, in Form des Organhandelsverbots eine Art Zwang anwendet, »um den mündigen Bürger vor sich selbst zu schützen«[109]. Diesem Einwand wäre stattzugeben,

---

[106] Schneider 2003; Reiter 2005; Becchi 2007; van den Daele 2007.
[107] Breyer et al. 2006: 127.
[108] Breyer et al. 2006: 132.
[109] Breyer et al. 2006: 133.

ginge es nur um die Manifestierbarkeit der Privatautonomie des Einzelnen. Die Organspende stellt jedoch angesichts ihrer eingangs skizzierten komplexen Struktur nicht nur einen individuellen Vorgang, sondern ein in der Gesellschaft verankertes, von ihr zu tragendes und zu verantwortendes öffentliches Geschehen dar, welches, wie andere Abläufe dieser Art auch, individueller Selbstentfaltung gewisse Grenzen setzt. Das strikte Verbot des Organhandels[110] hat daher keineswegs »oftmals dogmatischen Charakter«[111]. Es gründet sich vielmehr auf wichtige Rechtsgüter und zentrale ethische Normen: auf den Respekt vor der Unverletzlichkeit und der körperlichen Integrität des Individuums, auf den Schutz von Leib und Leben und den Schutz vor Ausbeutung einer wirtschaftlichen oder sozialen Notlage. Das heißt: Es geht um Grundwerte einer Verfassung und Wertordnung, in welcher der Mensch in seiner geistigen wie körperlichen Erscheinungsweise einen *Wert* besitzt und nicht etwa einen *Preis* hat. Wer hingegen Organe gegen Entgelt »abgibt«, der spendet nicht, er nimmt an einem Marktgeschehen teil; er ist kein Spender, sondern ein Anbieter bzw., sobald es zum Handel kommt, ein Verkäufer. Darin einen »autonomiefördernden Faktor« oder »autonomiesichernden Effekt«[112] zu erblicken, kann nur behaupten, wer ›Autonomie‹ als *unbegrenztes* Selbstverfügungsrecht versteht.

Das Selbstverfügungsrecht des Individuums hat jedoch seine natürliche Grenze am Respekt vor der Werteordnung der Gesellschaft als ganzer. Sofern nämlich die Kommerzialisierung des menschlichen Körpers und seiner Teile in die Gefahr einer Erosion moralischer Werthaltungen der Gesellschaft führt, muss die Freiheit des Einzelnen zur Selbstinstrumentalisierung u. U. dem Schutz der Wertvorstellungen der Gemeinschaft weichen. Zu diesen Wertvorstellungen gehört, dass Staat und Gesetzgeber nicht zulassen dürfen, dass jemand – sei es aus sozialer Not, sei es aus Gewinnstreben – nicht nur seinen Körper oder Teile desselben zur Ware erklärt, sondern darüber hinaus Dritte, nämlich Ärzte und Pflegepersonal, veranlasst, die per se schon schwerwiegende Herausforderung ihres Ethos des ›Niemals-Schadens‹ auch noch finanziellen Bedingungen und merkantilen Gesetzmäßigkeiten auszusetzen. Darüber hinaus hat die Freiheit der Selbstinstrumentalisierung des Einzelnen ihre Grenze an der Pflicht des

---

[110] Schroth 2003.
[111] So Breyer et al. 2006: 126 unter Hinweis auf eine Informationsbroschüre des BMG zum Transplantationsgesetz aus dem Jahre 1998, in der der Verkauf von Organen sowie Organspenden gegen Entgelt als »mit der Würde des Menschen und unserer verfassungsrechtlichen Grundordnung nicht vereinbar« bezeichnet werden.
[112] Breyer et al. 2006: 130 u. 139.

Staates zur Erhaltung der Vertrauenswürdigkeit gesellschaftlich allgemein akzeptierter Verfahren wie desjenigen der Transplantationsmedizin. Es sind die gesellschaftlichen und speziell die kollektivethischen *Folgen* der Kommerzialisierung des menschlichen Körpers oder seiner Teile, die der Einführung eines Marktes für Organe aus ethischer Sicht unüberwindbar im Wege stehen.

4.4.5 Ausgleich statt Entgelt?

Rechtsförmige Lebendspenden müssten freilich vom Gesetzgeber eine bessere versicherungsrechtliche Absicherung und Abdeckung der mit der Organspende verbundenen und einzig durch sie entstehenden Kosten erhalten. Dies erscheint aus ethischer Sicht nicht nur zulässig, sondern geboten. Die derzeit noch immer bestehenden versicherungsrechtlichen Lücken der unentgeltlichen Lebendspende sind ethisch nicht vertretbar.[113] Das gilt für den Ausgleich von Einkommensausfällen und für die Kompensation ggf. verminderter Erwerbsfähigkeit ebenso wie für die Absicherung von späteren Folgeschäden, sofern und soweit sie auf die Lebendspende zurückzuführen sind. Hierbei ist konsequent zwischen – ethisch unzulässigem – »Entgelt« und – ethisch unter engen Bedingungen gebotenem – »Ausgleich« zu unterscheiden.[114] Der entscheidende Unterschied zwischen beidem liegt im jeweiligen Begründungskontext: Während Anreizmodelle und Entgeltzahlungen propagiert werden, damit sich jemand zugunsten eines Organverkaufs *entscheidet*, wird ein Kostenausgleich angeboten, damit dem Organspender infolge der gesundheitlichen Selbstschädigung nicht auch noch nicht unerhebliche und langfristige Nachteile wie erhöhte Kranken- und Lebensversicherungskosten bis hin zur spendebedingten Invalidität *entstehen*. Während der Organ*verkäufer um eines Zugewinns willen* ein Organ anbietet, mithin einen materiellen *Vorteil erstrebt* und damit den Tatbestand rechtlich verbotenen und ethisch unzulässigen Organhandeltreibens erfüllt, erhält der Organ*spender* lediglich die Gewähr, dass die durch die uneigennützige Lebendspende entstehenden materiellen Einbußen *kompensiert* werden; ein Handeltreiben liegt mithin nicht vor.[115]

Ob darüber hinaus auch eine Art »Schmerzensgeld« zu den Ausgleichs-

---

[113] Kraushaar 2004.
[114] Formulierungen wie »Anerkennungszahlung«, »besserer Ausgleich für erlittene Nachteile« oder »monetäre Kompensation« (Breyer et al. 2006: 125f.) sind geeignet, die Klarheit der hier dargelegten Unterscheidung zwischen »Ausgleich« und »Entgelt« zu beeinträchtigen.
[115] Beckmann 2004.

zahlungen zu rechnen ist, muss im Einzelfall geprüft und entschieden werden. Verläuft die Organentnahme für den Spender vergleichsweise komplikationslos, wird man ein Schmerzensgeld kaum als Ausgleich für erlittene Einbußen, sondern eher als Anreiz oder gar Entgelt ansehen und aus ethischen Gründen für unzulässig halten müssen, weil in einer derartigen Schmerzensgeldzahlung das Erstreben eines materiellen Vorteils zu sehen ist, das als (mit-)ursächlich für die Einwilligung zur Organentnahme angesehen werden kann. Anders sieht die Sachlage aus, wenn die Organentnahme mit nicht unerheblichen Komplikationen und gesundheitlichen Beeinträchtigungen für den Spender erfolgt ist. In einem solchen Fall erscheint ein *nachträglich* angebotenes maßvolles Schmerzensgeld insofern ethisch rechtfertigungsfähig, als unterstellt werden kann, dass der Spender nicht in der Hoffnung auf Komplikationen und ein dadurch gerechtfertigtes Schmerzensgeld in die Lebendspende eingewilligt hat, sondern umgekehrt in der Erwartung einer komplikationslosen Organentnahme. Die mit einer Lebendspende unvermeidbar verbundenen gesundheitlichen Einbußen und psychischen Unannehmlichkeiten allein rechtfertigen jedenfalls nicht die Subsumierung eines Schmerzensgeldes unter die Kategorie des Ausgleichs materieller Aufwendungen, sondern sind, zumindest in der ethischen Analyse, der nicht rechtfertigungsfähigen Anreiz- oder gar Entgeltannahme zuzurechnen.[116]

Vom Ausgleich materieller Aufwendungen zu unterscheiden ist der Gedanke des sog. »*rewarded gifting*«, des »belohnten Geschenkemachens«.[117] Dieser Vorschlag soll dem Versuch eines Kompromisses zwischen Organverkauf aus Eigennutz auf der einen und uneigennütziger Organspende auf der anderen Seite dienen, indem für den Lebendspender kein Entgelt im engeren Sinne vorgesehen ist, sondern lediglich eine Belohung (»reward«) für seine Gabe (»gifting«). Nun ist aber, wie dargelegt, jedwede Honorierung als möglicherweise (mit-)ursächlich für die Entscheidung zur Organabgabe anzusehen und damit ethisch dem Organhandel zuzuordnen, während ein Ausgleich seiner Natur nach nicht (mit-)ursächlich ist.

Die Marktlösung hätte eine Reihe sicherer und eine Reihe wahrscheinlicher Folgen, die allesamt nicht rechtfertigungsfähig erscheinen. Zu den sicheren Folgen zählen vor allem die Beeinträchtigung des Verhältnisses des Menschen zu sich selbst und zu seinen Mitmenschen infolge der Gefahr einer Entsubjektivierung und Externalisierung seines Körpers sowie

---

[116] So auch Schneider 2003: 7; anders Gutmann 1994: 146.
[117] Daar 1991; weitere Literaturangaben siehe Schroth 2003: 117, Fn. 5.

die Beeinträchtigung seiner autonomiebasierten Selbstbestimmung; zu den wahrscheinlichen Folgen ist die Verunsicherung des Patienten gegenüber der Transplantationsmedizin infolge der Kommerzialisierung von Organen zu zählen sowie ein weiteres Nachlassen der postmortalen Organspende.[118] Entgeltzahlungen wie finanzielle Anreize für eine Lebendspende – in Deutschland von Rechts wegen und bei Strafe untersagt[119] – sind aus den angegebenen Gründen auch ethisch ausnahmslos nicht rechtfertigungsfähig. Ein solcher Markt wäre nur unter eben derjenigen Bedingung möglich, die er zugleich bedroht: der Freiheit des Individuums von Fremdbestimmung.

Wie aber dann mit dem Mangel an Organspenden umgehen?

5. Zum Umgang mit dem Mangel an Organspenden

In der Diskussion darüber, wie dem weiterhin andauernden und sich ständig vergrößernden Mangel an Organspenden und dem daraus resultierenden, doch der Ursache nach vielfach vermeidbaren Leiden und Sterben von Patienten mit eingeschränkter Organfunktion bzw. drohendem Organversagen zu begegnen ist, geht es zum einen um *individualethische* Fragen. Im Vordergrund steht die Sicht der Patienten und ihrer Familien; hinzukommt diejenige der Ärzte, welche hilflos zusehen müssen, dass sie ein in der medizinischen Praxis längst und bestens bewährtes Verfahren der Lebensrettung und Leidverminderung, wie es die Organtransplantation darstellt, einer immer größer werdenden Zahl ihrer Patienten infolge des Organspendemangels nicht oder nicht rechtzeitig angedeihen lassen können. Sodann geht es um die *kollektivethische* Thematik, wie nämlich der hier deutlich werdenden Herausforderung an die Wertvorstellungen der Gesellschaft als Ganzer Rechnung zu tragen ist, wird doch die hochrangige ethische Norm der Gerechtigkeit, welche dazu zwingt, Gleiches gleich zu behandeln, infolge des Mangels an Spendeorganen vielfach zwangsläufig verletzt, ganz zu schweigen von der Verpflichtung des Einzelnen zur Hilfe und der Gesellschaft zur strukturellen Bereitstellung derselben.

---

[118] Gubernatis 2002.
[119] TPG: § 18 i. V. m. § 17.

5.1 Individuelle Herausforderung und gesellschaftliche Verantwortung

Der Gedanke, man müsse sich angesichts der skizzierten Sachlage ggf. mit der zu geringen Anzahl postmortaler Organspenden abfinden und den Tod und das Leiden von Patienten, für die ein passendes Organ nicht bzw. nicht rechtzeitig zur Verfügung steht, als »nicht vermeidbar« hinnehmen, erscheint aus Respekt vor der Lebensschutznorm, aber auch aus Gerechtigkeitsgründen nicht rechtfertigungsfähig; desgleichen nicht das Argument, weder derzeit noch in absehbarer Zukunft sei ein Verfahren zur *vollständigen* Behebung des Organmangels zu erwarten, so dass bestenfalls eine Verringerung des Mangelzustands bliebe. Gesellschaftliche Solidarität, die Norm der Gerechtigkeit und die besondere Hilfsverpflichtung gegenüber schwerkranken und vom Tode bedrohten Mitmenschen haben daher zu Überlegungen geführt, ob und wenn ja, wie man zumindest in die postmortale Organspende gewisse verpflichtende Aspekte einführen könnte.

Dafür spräche, dass sich in Deutschland zwar über 80 % der Menschen im schweren Krankheits- und Notfall ein lebensrettendes bzw. -erhaltendes Organ wünschen,[120] und dass mehr als zwei Drittel einer Organspende positiv gegenüberstehen, dass aber nur ca. 10 % durch einen Organspendeausweis dokumentieren, dass sie ihrerseits zur (postmortalen) Spende bereit sind. Nun setzt die Entscheidung für einen Organspendeausweis – sei es zugunsten einer Spende, sei es gegen eine solche – notwendig eine Auseinandersetzung mit der eigenen *Endlichkeit* voraus. Dass eine solche von manchem inzwischen vorgenommen wird, zeigt die allmählich steigende Zahl von Patientenverfügungen für den Fall der Entscheidungsunfähigkeit bei schwersten und aussichtslosen Erkrankungen und eines unaufhaltsam zu Ende gehenden Lebens. Gleichwohl ist die individuelle Entscheidung zugunsten einer Patientenverfügung nicht notwendig mit der Beschäftigung mit der Frage verbunden, ob man nach seinem Tode für die Lebensrettung und die Leidverminderung von Mitmenschen etwas tun könnte bzw. sollte. Die Patientenverfügung erfolgt schließlich im *eigenen* Interesse, die Bereitschaft zur postmortalen Organspende hingegen um *anderer* willen.

Ob das Außerachtlassen des zuletzt genannten Aspekts eine Form *fehlender mitmenschlicher Solidarität* offenbart, ist bisher noch nicht untersucht, und solange die Gründe, warum die große Mehrheit der deutschen Bevölkerung trotz grundsätzlicher Spendebereitschaft bisher keinen Organ-

---

[120] Vgl. die Umfragen zur Organspende von Forsa 2001 u. 2003 sowie des Instituts für Demoskopie Allensbach 2004.

spendeausweis besitzt, im Einzelnen nicht bekannt sind, ist Vorsicht geboten, dahinter lediglich Gedankenlosigkeit oder Egoismus zu vermuten. Eine nicht zu vernachlässigende Rolle spielen offenbar immer noch Unsicherheiten und Fehlinformationen hinsichtlich des Verfahrens der postmortalen Organentnahme, insbesondere des Hirntodkriteriums. Eine gewisse Rolle scheint auch das Totensorgerecht der Verwandten zu spielen, das von manchem weniger als Verpflichtung gegenüber dem Willen des Verstorbenen denn als eigenes Entscheidungsrecht betrachtet wird. Auch glaubt man neuerdings Anhaltspunkte dafür zu sehen, dass die Bestimmungen des TPG, »die die postmortale Organspende von der ausdrücklich erklärten Zustimmung der Spender beziehungsweise ihrer Angehörigen abhängig macht«, einen nicht unwichtigen Grund für den Spendemangel darstellen.[121]

Auf der Kollektivebene treten Schwierigkeiten mancher Kliniken im Umgang mit dem gesetzmäßigen Auftrag, potentielle Spender zu melden, sowie die Befürchtung einer möglicherweise unzureichenden Re-Finanzierung der Entnahmekosten der kooperierenden Krankenhäuser hinzu. So kam z. B. 2005 nur etwa die Hälfte der deutschen Kliniken der gesetzlichen Meldepflicht nach[122].

Insgesamt gilt das postmortale Organspendepotential in Deutschland noch nicht als ausgeschöpft.[123] So bemühen sich die zuständigen Stellen derzeit um (noch) mehr Information für die breitere Öffentlichkeit und um Aktivierung der Krankenhäuser durch Erhöhung der Zahl der Transplantationsbeauftragten. Diskutiert wird, ob man als Anreiz ein Recht des postmortalen Spenders auf Einwirkung auf den Zuteilungsprozess seiner Organe einführen soll.

5.2 Erweiterung der Rechte des Spenders als Anreiz?

Vorgeschlagen wird die Einführung eines Rechts des postmortalen Spenders auf Bestimmung des Empfängers bzw. des Empfängerkreises zum Zwecke einer Reduzierung des Spendemangels.[124] Dabei kommen naturgemäß Einschränkungen nach Maßgabe von Religion, Herkunft, Weltanschauung etc. aus Gründen des Diskriminierungsverbots ausnahmslos

---

[121] Nationaler Ethikrat 2007: 7.
[122] Deutsche Stiftung Organtransplantation 2006.
[123] Wesslau 2006.
[124] Blankart 2006.

nicht in Frage. Diskutiert wird hingegen der Gedanke, ob der Spender das Recht erhalten soll, nur an ihrerseits Spendewillige zu spenden (sog. »Spendervereinigungen auf Gegenseitigkeit«).[125] Hintergrund ist, dass der Spendewillige bei erklärter Gegenseitigkeit des Empfängers seine eigenen Aussichten im Falle eines Organbedarfs erhöht und damit sozusagen »vorsorgt«; man spricht daher auch vom »Vorsorgeprinzip«[126], zur Unterscheidung von der gegenwärtigen Regelung, die die Entscheidung über die Zuteilung des Spendeorgans vom Spendewilligen »trennt«, daher »Trennprinzip«[127] genannt. In diesem Kontext wird auch der Begriff der »Solidargemeinschaft«[128] verwendet, obwohl es die Solidarität des Spendewilligen mit dem Organbedürftigen auch unabhängig davon, ob der Empfänger seinerseits spendewillig ist, geben kann.

Aus ethischer Sicht stehen einem derartigen Spendervereinsmodell zwei zentrale Kriterien und eine wichtige Norm im Wege: erstens die im Gesetz genannten Kriterien der Bedürftigkeit und Dringlichkeit[129], wonach die knappen Organe nicht nach Maßgabe der Zugehörigkeit zu einer wie immer gearteten »Spendergemeinschaft«, sondern nach medizinischer Bedürftigkeit und aktueller Dringlichkeit zuzuteilen sind, und zweitens das ärztliche Ethos, erforderliche Hilfsleistungen den Patienten *ohne Ansehen der Person* zukommen zu lassen; eine Art »Honorierung« von ihrerseits spendewilligen Patienten in Form der Bevorzugung bei der Organzuteilung würde mit dem ärztlichen Ethos in Konflikt geraten.

Selbst die sog. »Fairness-Lösung«, wonach postmortal Spendewilligen im Falle eigener Transplantatbedürftigkeit Priorität bei der Zuteilung eingeräumt wird, erscheint mit dem ärztlichen Ethos kaum vereinbar: Es ist diesem Ethos fremd, (Wohl-)Verhalten zu belohnen noch überhaupt Sozialverhalten von Patienten zu bewerten, geschweige denn zu sanktionieren. Der Arzt wird stets nach Bedürftigkeit und Dringlichkeit handeln (müssen), niemals nach Gesichtspunkten von »Leistung« (Spendewilligkeit) und »Gegenleistung« (Bevorzugung aufgrund von Spendewilligkeit).

Die genannten »Vorsorge«-Konstrukte – von der »Spendervereinigung auf Gegenseitigkeit« bis zur »Fairness-Lösung« – führen zu ihren Gunsten gleichwohl die Vermutung an, dass infolge ihres Appells an den Eigennutz die postmortale Spendebereitschaft möglicherweise steigen wür-

---

[125] Kliemt 1993; Gubernatis 1997; Sass 2007.
[126] Blankart et al. 2002.
[127] Blankart 2004.
[128] Breyer / Kliemt 1995.
[129] TPG: § 12 Abs. 3; Gutmann 2004.

de. Es geschähe dies aber ethisch betrachtet nicht nur um den Preis der Veränderung des Spendecharakters in Richtung Ware und des Abhängigmachens der Solidarität von Eigennutzdenken, sondern es würde auch das ärztliche Ethos des Helfens ohne Ansehen der Person verändert: Der Arzt wird gehalten, das Solidarverhalten seines Patienten zur Kenntnis zu nehmen, zu bewerten und in seine Therapieentscheidung einzubeziehen. Hält man statt dessen weiter daran fest, dass die Semantik des Ausdrucks »spenden« die freiwillige Hergabe von etwas ohne Gegenleistung meint und dass »Solidarität« das Fest-*(solidus)*-zu-einander-Stehen ohne »Gegenleistung« bedeutet, und will man das ärztliche Ethos des Helfens und Heilens ohne Ansehen der Person von den genannten Bewertungsaspekten patientenseitigen Solidarverhaltens weiterhin frei wissen, dann ist für »Vorsorge«-Lösungen welcher Art auch immer kein Platz. Letzteres bestimmt auch das TPG, welches laut § 12 Spendewillige und -unwillige unterschiedslos behandelt. Dies bedeutet keineswegs, dass das Gesetz das widersprüchlich erscheinende Verhalten der Individuen, Organe zu empfangen, aber nicht zu spenden, billigt. Der Gesetzgeber folgt vielmehr der Überzeugung, dass der Arzt nicht so etwas wie der »moralische Zuchtmeister« seiner Patienten sein kann und darf. Dass mancher lieber nimmt als gibt, ist ein auch außerhalb der Organspende häufig zu beobachtendes sozial-psychologisches Phänomen von zweifellos hoher Kritikwürdigkeit. Die Frage von Leben und Tod jedoch, wie sie mit dem Spendemangel verbunden ist, ist nicht geeignet, diese Kritikwürdigkeit mit lebensbedrohlichen Konsequenzen zu ahnden.

Diskutiert wird des weiteren die Frage, ob man nicht einen Konflikt zwischen dem Festhalten an der ethischen Norm der absoluten Freiwilligkeit der Spende einerseits und der ethischen Norm der Pflicht zur Lebensrettung und Leidverringerung andererseits konstatieren und angesichts des fortdauernden Mangels an Organspenden eine ethische *Pflicht* zumindest zur postmortalen Spende reklamieren muss oder gar der Gesetzgeber eine »Sozialpflicht zur Organspende statuieren« soll[130], wie es sie z. B. in den Bereichen der Rente oder der Krankenversicherung gibt. Dies würde bedeuten, dass jeder nach dem Tod seinen Leichnam zu Entnahmezwecken zur Verfügung zu stellen hätte. Zu prüfen ist, ob sich derartiges mit dem Gebot der Freiwilligkeit vereinbaren ließe.

---

[130] Wille 2006.

5.3 Pflicht zur Organspende?

Eine Analyse des Gedankens der Einführung einer Pflicht zur (postmortalen) Organspende erfordert Klarheit über den Begriff der ethischen Pflicht und ihrer Voraussetzungen, sodann die Prüfung, ob in dieser Frage zwischen der Lebend- und der Totenspende unterschieden werden muss, und schließlich die Entscheidung, wie Pro und Contra einer evtl. Spendepflicht gegeneinander abzuwägen sind.[131]

5.3.1 ›Pflicht‹ im ethischen Sinne

Allgemein bezeichnet der Ausdruck *Pflicht* die Verbindlichkeit einer Handlung bzw. ihrer Unterlassung. Eine Pflicht gilt als eine *ethische*, wenn sie sich auf für den Menschen Gutes ermöglichende und Schlechtes vermeidende Normen gründet, die jedermann aufgrund reiner Vernunfteinsicht zugänglich sind. Der Pflichtbegriff unterliegt den formalen Kriterien universeller Geltung, der Einsehbarkeit der Notwendigkeit der Pflichtentsprechung und der Freiheit von Zwang. Die Notwendigkeit entspringt der Selbstgesetzlichkeit (griech. *autonomia*) des Menschen und resultiert aus der »Nötigung der gesetzgebenden Vernunft« (I. Kant)[132], wonach der Einzelne stets nach derjenigen Maxime handeln soll, die jederzeit als allgemeines Gesetz gedacht werden kann (sog. »kategorischer Imperativ«). Kant kontrastiert diese Auffassung von Pflicht ausdrücklich mit dem Begriff der Neigung, indem er darauf insistiert, dass den Menschen die Pflicht gegen seine natürlichen Neigungen nötigt. Dabei soll der Einzelne nicht nur *pflichtgemäß*, d. h. in Entsprechung auferlegter Pflichten handeln, sondern *aus Pflicht*, d. h. aus der *Einsicht in die Notwendigkeit* derartigen Handelns heraus.

Aus ethischer Sicht entscheidend ist in diesem Zusammenhang die der allgemeinen Menschenvernunft zugängliche *Legitimität* einer Handlungspflicht. Rechtspflichten (*»officia iuris«*) und Tugendpflichten (*»officia virtutis«*) besitzen eine je eigene argumentative Grundlage: Diese gründen sich auf die Freiheit, jene auf den Gesetzeszwang. In jeder Gesellschaft stehen geltenden Rechten in der Regel Pflichten gegenüber; die Universalität der Geltung der Rechte ist mit der Allgemeinheit der Geltung der Pflichten eng verbunden. Eine Pflicht steht – hierin vergleichbar mit dem Recht –

---

[131] Das Folgende enthält Übernahmen aus Beckmann 2006a. Vgl. zuletzt Nationaler Ethikrat 2007.
[132] Kant 1797: VI, 405; vgl. Kant 1788: V I,1 § 7.

unter der *Absolutheit universeller Geltung*. Darüber hinaus kennzeichnet ethische Pflicht eine *Einsichtsbedingung*. Das heißt, es geht für den Menschen nicht nur darum, seine Pflicht zu *tun*, sondern auch und vor allem darum, Einsicht in die *Vernünftigkeit* der Pflichterfüllung zu gewinnen. Hier zeigt sich ein gewichtiger Unterschied zu den *gesetzlichen* Pflichten, welche dem Handelnden *von außen*, vom Gesetzgeber, auferlegt werden. Dies ist bei den *ethischen* Pflichten nicht möglich: Sie müssen gleichsam *von innen heraus* bejaht werden, um befolgt werden zu können, durch einsichtsvolle Zustimmung des handelnden Subjekts nämlich, das sich aus eigener Einsicht und in freier Entscheidung derartigen Pflichten unterwirft.

5.3.2 *Generelle* Spendepflicht?

Die Frage, ob es im dargelegten Sinne ethisch eine *generelle* Pflicht zur Organspende geben kann, ließe sich zunächst aus der allgemeinen Hilfspflicht des Einzelnen gegenüber dem Mitmenschen in Not bejahen. Gerät ein Mensch in Not und insbesondere in Todesgefahr, dann sind die Umstehenden nicht nur rechtlich[133], sondern auch ethisch verpflichtet, alles in ihren Kräften zu unternehmen, um die Not und insbesondere die Todesgefahr abzuwenden. Voraussetzung ist freilich, dass 1. keine gleich wirksame, aber weniger riskante Alternative zur Verfügung steht, dass 2. die Umstehenden dazu in der Lage sind und das eigene Risiko, das mit einer Hilfeleistung verbunden ist, voll erkennen und beurteilen können. Auch muss 3. das eigene Risiko nicht nur aus subjektiver Sicht, sondern auch bei objektiver Beurteilung im Vergleich zur Gefahr für den Mitmenschen vertretbar sein. *Alternativlosigkeit*, *Zumutbarkeit*, *Angemessenheit* und *Verhältnismäßigkeit* sind die ethisch relevanten Kriterien für das Vorliegen einer ethischen Hilfsverpflichtung. Niemand kann mithin zur Hilfe verpflichtet sein, wenn eine oder mehrere dieser Bedingungen nicht erfüllt sind, sei es, dass es weniger riskante Alternativen gibt, sei es, dass er zur Hilfe gar nicht in der Lage ist, sei es, dass ihm aufgrund zu geringen Alters oder dauerhafter Einschränkung seiner Urteilsfähigkeit eine angemessene Einsicht und Beurteilung des Risikos nicht möglich ist, sei es, dass das eigene Risiko in keinem rechtfertigungsfähigen Verhältnis zur Hilfe für den anderen steht.

Aus dem Dargelegten folgt, dass es eine *allgemeine* Pflicht zur Spende eines Organs, sofern die Entnahme für den Spender eine nicht vernach-

---

[133] Unterlässt jemand eine dringende und ihm zumutbare Hilfe, kann er sich nach § 323c StGB wegen unterlassener Hilfeleistung strafbar machen.

Zum Umgang mit dem Mangel an Organspenden

lässigbare Einschränkung oder gar ein Risiko darstellt, im Grundsatz nicht geben kann. Dies gilt mit Sicherheit von der Lebendspende.[134] Hierzu eine Verpflichtung einzuführen, könnte aus ethischer Sicht allenfalls unter einander nahe stehenden Personen, etwa für Eltern gegenüber ihren Kindern oder unter (Ehe-)Partnern denkbar sein. Da es aber andererseits nicht nur aus medizinischer, sondern auch aus ethischer Sicht gute Gründe dafür gibt, den Spenderkreis der Lebendspende über den derzeit geltenden gesetzlichen Rahmen hinaus auszuweiten,[135] wird man die Lebendspende im Regelfall von ethischer Verpflichtung gleichwohl ausnehmen: Das Maß der Selbstschädigung des Spenders erscheint, wie dargelegt, einfach zu hoch, als dass man es anders als unter der Bedingung vollständig freier Entscheidung ethisch hinnehmen könnte. Diesbezüglich eine Verpflichtung einzuführen, wäre darüber hinaus psychologisch kontraproduktiv und würde mit ziemlicher Sicherheit der Akzeptanz der Organtransplantation in der Öffentlichkeit Schaden zufügen.

Eine Art »Sozialpflichtigkeit« von Organen gar dürfte mit den ethischen Grundnormen der autonomiegegründeten Selbstbestimmung, mit dem Recht auf körperliche Unversehrtheit sowie mit der rechtlichen Grundordnung (Art. 1 und 2 GG) in unauflösbarem Konflikt stehen: Sie wäre geeignet, u.U. die Menschenwürde des zur Organspende Verpflichteten zu verletzen und wäre von daher verfassungswidrig, so hoch andererseits die Norm des Lebensschutzes des Organbedürftigen ist. »Im Ergebnis kann das Lebensgrundrecht des potentiellen Organempfängers nach Art. 2 II 2 GG den Würdeanspruch des zur Organspende Verpflichteten nicht normimmanent begrenzen«.[136] Dies entspricht im Ergebnis der ethischen Analyse: Es fehlt zumindest an einer der drei oben genannten Voraussetzungen für eine ethische Pflicht zur generellen *Organ*spende: an der Verallgemeinerbarkeit nämlich.

Diskutiert wird, ob sich aus religiöser, z.B. christlicher Sicht eine allgemeine Pflicht zur Organspende herleiten lässt.[137] Dabei wird das Gebot

---

[134] So wird man z.B. im Falle der Teilleber-Lebendspende, wenn überhaupt, zumindest solange nicht von einer ethischen Verpflichtung hierzu sprechen können, als das Risiko für den Spender noch immer vergleichsweise hoch ist. Ähnliches gilt in Bezug auf die Lebendspende einer Niere, auch wenn hier das Entnahmerisiko ungleich geringer als bei der Teilleberspende ist, geht der Spender doch lebenslang das Risiko ein, im Falle des Funktionsausfalls oder einer onkologischen Erkrankung der verbleibenden Niere dauerhaft dialysepflichtig zu werden bzw. seinerseits auf eine Transplantation angewiesen zu sein.
[135] Beckmann 2004.
[136] Wille 2006: 14.
[137] Mieth 1999; Rethmann 1999; Schaupp 2001.

der Nächstenliebe angeführt, das in der Gottesliebe seine Grundlage hat. In diesem Sinne erscheint der Mensch nicht erst *um des Nächsten willen*, sondern bereits *um der Liebe Gottes willen* zur Hilfe und damit u.U. auch zur Organspende verpflichtet. In der Frage, ob dies *generell* gilt oder nicht vielmehr nur in Bezug auf die *postmortale* Organspende, haben die beiden christlichen Kirchen in Deutschland mit Hinweis auf Auferstehungsglauben und Nächstenliebegebot schon vor Jahren erklärt, dass die postmortale Organspende Christenpflicht sei.[138] Auch wird mit Bezug auf Matth. 8,22 (»Lasst die Toten ihre Toten begraben«) der Vorrang der Hilfsbedürftigkeit der Lebenden vor dem Körper des Toten in Form einer Güterabwägung zwischen Hilfspflicht und Respekt vor der menschlichen Leiche zugunsten der Ersteren diskutiert.[139] Andererseits fehlt es nicht an Stimmen, die bezweifeln, ob das christliche Nächstenliebegebot eine Organspendepflicht einschließt oder ob man nicht eher von einem freiwilligen »Dienst am Leben« sprechen sollte.[140]

Selbst eine solche Selbstverpflichtung des Einzelnen würde der Gesellschaft nicht ohne weiteres das Recht auf Zugriff auf die Organe eines Toten geben; vielmehr wird man die Entscheidung, Organe zur Verfügung zu stellen, ausschließlich in die freie Entscheidung des Einzelnen stellen müssen. Denn nur der Einzelne selbst kann beurteilen, ob er sich für den Fall seiner freien Entscheidung zur Spende körperlich zum *Heilmittel verdinglicht* oder *instrumentalisiert* sieht oder nicht.

5.3.3 Pflicht zur *postmortalen* Spende?

Bleibt die Frage, ob es aus ethischer Sicht eine *spezielle* Verpflichtung zur Totenspende geben kann. Dies hängt davon ab, ob hier eine Art Ausgleich »zwischen dem Selbstbestimmungsrecht des potentiellen Organspenders, dem Wunsch nach Lebensrettung und Leidensminderung anderer Menschen sowie etablierten Prinzipien des Gesundheitssystems wie z.B. dem gleichen Zugang zu Gesundheitsleistungen« gefunden werden kann, wie es kürzlich der Nationale Ethikrat formuliert hat?[141]

Anders als bei der Lebendspende sind dem postmortalen Organspender der konkrete Empfänger und seine Not nicht bekannt. Es fehlt das

---

[138] Kirchen 1990. Der Vatikan (1996) bezeichnet die Organspende als eine »Geste des Teilens« und als eine »heroische Tat«. Zur Frage der Stellung der Kath. Kirche zur Organ-Transplantation vgl. Gambino 2006.
[139] Eibach 1997.
[140] Schockenhoff 1998: 13; vgl. Lintner 2006, 2007.
[141] Nationaler Ethikrat 2007: 8; vgl. Beckmann 2006a: 62f.

Momentum persönlicher Verbundenheit und Verantwortung für das Wohl und das Leben Nahestehender. Auch sind gesundheitliche Schädigungen und vor allem das Bewusstsein psycho-physischer Identität und Integrität im Falle des toten Spenders naturgemäß nicht berührt. Wägt man die Möglichkeit der Lebensrettung und der Verminderung schweren Leidens mit Hilfe der postmortalen Spende gegen die allenfalls geringe Beeinträchtigung des toten Spenders ab, so scheint aus ethischer Sicht das Übergewicht eindeutig auf Seiten der Pflicht zur postmortalen Spende, und dies in mehrfacher Hinsicht: *erstens* in Anbetracht des vergleichsweise geringen eigenen »Schadens«, *zweitens* im Blick auf den hohen Nutzen für den Mitmenschen, *drittens* angesichts der Befriedigung, einen Beitrag zur Stärkung zwischenmenschlicher Solidarität zu leisten, und schließlich *viertens* wegen der Hoffnung, durch Erhöhung der Zahl der Spender die eigenen Aussichten, im Falle der Organbedürftigkeit ein postmortal gespendetes Organ zu erhalten, zu erhöhen. Geringer eigener Schaden, großer Fremdnutzen, sozialer Gemeinsinn sowie potentieller Eigennutzen lassen sich als Hauptargumente zugunsten des Gedankens einer ethischen Pflicht zur postmortalen Organspende anführen.

Allerdings: Die Verpflichtung zur postmortalen Organspende kann nur dann als rechtfertigungsfähig erachtet werden, wenn sie als eine *allgemeine*, alle entscheidungsfähigen Individuen unterschiedslos verpflichtende Angelegenheit angesehen wird. Hält man hingegen eine solche Verpflichtung für individuell modifizierbar, dann entsteht die ethisch problematische Situation so genannter Club-Modelle, dergestalt, dass als Empfänger eines Spendeorgans nur oder zumindest vorrangig derjenige in Frage kommt, der seinerseits postmortaler Organspender ist. Dies würde, wie gesagt, mit der Verpflichtung des Arztes kollidieren, jedem Patienten unabhängig von seinen moralischen Einstellungen und damit auch unabhängig von seiner Organspendebereitschaft in Not zu helfen. »Club-Modelle« sind mit dem ärztlichen Ethos insoweit nicht vereinbar.

Diskutiert wird, ob eine pflichtgemäße postmortale Organentnahme ohne Vorliegen einer entsprechenden Erlaubnis des Verstorbenen oder seiner Angehörigen einer Obduktion zu vergleichen ist, die zweifellos einen Eingriff in den Körper eines Verstorbenen darstellt. Liegt Vergleichbarkeit vor, wäre eine postmortale Organentnahme insoweit ebenso wenig ein Verstoß gegen das postmortal fortwirkende Persönlichkeitsrecht wie die Obduktion aus Gründen z.B. der Deliktaufklärung.[142] Dagegen ist einzuwenden, dass eine Obduktion entweder *um des Verstorbenen willen* vor-

---

[142] Wille 2006.

genommen wird, um herauszufinden, welches die Todesursache gewesen ist, oder um der Aufklärung der Todesursache aus strafrechtlichen (§ 87 StGB) oder seuchenspezifischen Gründen willen. Postmortale Organentnahmen haben mit keiner dieser drei Möglichkeiten zu tun: Sie erfolgen nicht um des Verstorbenen willen noch aus seuchenspezifischen oder kriminologischen Gründen, *sondern um der Hilfe für Dritte willen.* Eine Fremdverordnung, wie sie im Falle der Seuchenverhinderung oder der Deliktaufklärung wegen erfolgen kann bzw. muss, stünde im Falle einer Organentnahme mithin im Widerstreit mit dem Respekt vor dem postmortalen Persönlichkeitsrecht. Diese Differenz lässt spätestens in Verbindung mit dem Respekt vor dem auch über den Tod hinauswirkenden Selbstbestimmungsrecht des Individuums eine *generelle* postmortale Organspendepflicht als ethisch fraglich erscheinen. Der Einzelne muss die Möglichkeit haben, sich *gegen* eine postmortale Organentnahme auszusprechen.[143]

Zu prüfen bleibt, wie es mit dem Gedanken einer generellen Verpflichtung *zur Entscheidung pro oder contra* postmortale Organspende steht.[144]

5.3.4 Pflicht zur *Entscheidung* pro oder contra postmortale Organspende?

Diskutiert wird vor diesem Hintergrund die Ersetzung der in Deutschland geltenden »erweiterten Zustimmungslösung« durch die sog. »Widerspruchslösung«, wonach nach dem Tode eines Menschen Organe entnommen werden dürfen, wenn der Betreffende dem zu Lebzeiten nicht ausdrücklich widersprochen hat. Anders als im Falle einer postmortalen Organspendepflicht kann hier eine bestimmte Weise der Ausübung des Selbstbestimmungsrechts des Spenders angenommen werden, und zwar im Ausgang von der Annahme, dass 10 Jahre nach Einführung des Transplantationsgesetzes (TPG) jeder Erwachsene hinreichend Gelegenheit hat, sich mit der postmortalen Organspende einschließlich des Rechts ihrer Ablehnung zu beschäftigen, so dass »Schweigen Zustimmung bedeutet«. Auch ließe sich mit der Widerspruchslösung die Gefahr der Fremdbestimmung vermeiden, die der derzeit geltenden »erweiterten Zustimmungslösung« immanent ist, sei es, dass die Verwandten im Wissen um die po-

---

[143] Vgl. auch die Feststellung in den Bundestagsunterlagen zum Transplantationsgesetz von 1997: »[...] Das Gesetz verpflichtet niemanden zur Organspende [...]«. Deutscher Bundestag 1997: 17.
[144] Eine derartige Verpflichtung zur postmortalen Organspende könnte geeignet sein, der Gefahr des Organhandels entgegenzuwirken, weil es in diesem Fall weniger Bedarf an einem »Markt« für Organe geben dürfte.

sitive Einstellung des Verstorbenen gegenüber einer postmortalen Spende einer Organentnahme widersprechen oder umgekehrt im Wissen um die Opposition des Verstorbenen gegen eine Organentnahme derselben gleichwohl zustimmen. Fremdbestimmung aber ist aus ethischen Gründen – Respekt vor dem autonomiebasierten, auch postmortal weiterwirkenden Selbstbestimmungsrecht des Menschen – ethisch grundsätzlich rechtfertigungsunfähig.

Aus ethischer Sicht erscheint eine derartige Einführung der Widerspruchslösung (wie sie in einer Reihe von Nachbarländern längst besteht) dem Gedanken einer allgemeinen Verpflichtung zur postmortalen Organspende überlegen. Allerdings würde auch die Widerspruchlösung die Organe eines Verstorbenen nicht gleichsam »herrenlos« und zu einem »öffentlichen Gut« machen; dem steht das postmortale Persönlichkeitsrecht im Wege. Staat und Gesellschaft tragen die Verantwortung dafür, dass mit solcherart zugänglichen Organen respektvoll umgegangen wird, indem sie unter würdigen Bedingungen und nur dann entnommen werden, wenn zur Rettung anderer unbedingt erforderlich; auch sind sie nach den allgemeingültigen Allokationskriterien zuzuteilen. Von einer »Verstaatlichung der Organe«[145] trennt die Widerspruchslösung der Respekt vor dem Entscheidungsrecht des Individuums.

Der Gedanke einer generellen Verpflichtung zur Entscheidung in Sachen Organspende beruht auf dem Verständnis des Menschen als eines autonomen, sich selbst bestimmenden und damit auch sich selbst binden könnenden Freiheitswesens, und die Befürwortung dieses Gedankens auf dem Argument, dass aus ethischer Sicht eine derartige Pflicht dann rechtfertigungsfähig ist, wenn sie für den urteils- und entscheidungsfähigen Erwachsenen als ein Akt der Freiheitserfahrung begreifbar gemacht werden kann. Die Einsicht in diesen Zusammenhang ist dem urteils- und entscheidungsfähigen erwachsenen Individuum gleichermaßen möglich und zumutbar; dies spätestens dann, wenn ihm bewusst (gemacht) wird, dass er seinerseits jederzeit auf Hilfe angewiesen sein könnte.

Hinsichtlich der *Entscheidung pro oder contra* postmortale Organspende gibt es mithin ein *unbedingtes Müssen,* hinsichtlich der *Entscheidung zugunsten* einer solchen Spende ein *bedingtes Sollen.* Zum Entscheiden-Müssen ist jedes urteils- und entscheidungsfähige Individuum absolut und objektiv verpflichtbar. Zur Entscheidung pro postmortale Organspende hingegen ist der Einzelne nicht absolut, sondern nur bedingt verpflichtbar, und zwar im Rahmen seiner Fähigkeiten und Möglichkeiten, die Entscheidung zur

---

[145] Blankart 2006: 39.

Hilfe für den Anderen als einen *freien* Beitrag nach Maßgabe der deontologischen Regeln der Glücksvermehrung und Schadensvermeidung bzw. -minderung und der Stützung der Gerechtigkeit zu betrachten. Der jüngst vom Nationalen Ethikrat gemachte Vorschlag, jeden entscheidungsfähigen Erwachsenen »in einem geregelten Verfahren zu einer persönlichen Erklärung« darüber aufzufordern, ob er »zur Organspende bereit ist«[146], stellt aus ethischer Sicht einen akzeptablen Ausgleich zwischen dem Respekt vor dem autonomiebasierten Selbstbestimmungsrecht des Individuums auf der einen und der gesellschaftlichen Verpflichtung zur Hilfe für schwerstkranke und vom Tode bedrohte Mitmenschen auf der anderen Seite dar. Auch die weitere Forderung des Ethikrates, dass im Falle des Unterbleibens einer solchen Erklärung die postmortale Organentnahme »gesetzlich erlaubt ist«, wahrt den Respekt vor der Freiheit des Einzelnen, nicht jedoch der Zusatz »sofern die Angehörigen (der Organentnahme) nicht widersprechen«.[147] Denn es erscheint als ein Widerspruch, auf der einen Seite auch die Nichterklärung eines Menschen zur Frage pro oder contra postmortale Organentnahme als Ausdruck autonomiegegründeter Selbstbestimmung in Anspruch zu nehmen und auf der anderen Seite dieselbe durch den Willen Dritter – hier der Angehörigen – ggf. zu beschneiden. Eben dies aber schlägt der Ethikrat vor: Wenn die Angehörigen »eine geplante Organentnahme ablehnen, sollte ihr Widerspruch, sofern es sich um nächste Angehörige (Ehepartner, Eltern, Kinder) handelt, auch dann respektiert werden, wenn der Verstorbene nicht widersprochen hat«.[148] Zwar betont der Ethikrat mit Recht, »dass keine Regelung der Organentnahme das Prinzip der Freiwilligkeit der Organspende preisgeben darf«[149], doch eben dies wird durch das Widerspruchsrecht der Angehörigen u. U. konterkariert. Das vom Ethikrat den Angehörigen eingeräumte Widerspruchsrecht ist geeignet, Heteronomie ins Spiel zu bringen und damit an die ethische Grundlage der Organtransplantation zu rühren. Die ethische Rechtfertigungsfähigkeit der Organspende aber steht und fällt mit der Respektierung der Autonomie und des Selbstbestimmungsrechts des Menschen.

---

[146] Nationaler Ethikrat 2007: 8.
[147] Nationaler Ethikrat 2007: 53.
[148] Nationaler Ethikrat 2007: 34.
[149] Nationaler Ethikrat 2007: 49.

Literatur

Ach, J. S. (2003): Anmerkungen zur Ethik der Organtransplantation. In: Düwell, M. / Steigleder, K. (Hg.): Bioethik. Eine Einführung. Frankfurt/M, 276–283.
Ach, J. S. / Quante, M. (Hg.) (1999): Hirntod und Organverpflanzung. Ethische, medizinische, psychologische und rechtliche Aspekte der Transplantationsmedizin. Stuttgart/Bad Cannstatt (3. erw. Aufl.).
Ach, J. S. / Anderheiden, M. / Quante, M. (2000): Ethik der Organtransplantation. Erlangen.
Achilles, M. (2004): Lebendspende – Nierentransplantation. Eine theologisch-ethische Beurteilung. Münster.
Achilles, M. (2007): Lebendspende – Nierentransplantation. Ein theologisch-ethischer Zwischenhalt. In: Zeitschrift für medizinische Ethik 53, 27–36.
Albert, F. W. (1994): Transplantationsmedizin und Ethik – Auf dem Weg zu einem gesellschaftlichen Konsens. Lengerich.
Allensbach (2004): Umfrage des Instituts für Demoskopie Allensbach (Allensbacher Berichte 14).
Andrews, H. (1986): My Body, My Property. In: Hastings Center Report 16, 28–38.
Angstwurm, H. (1995): Der vollständige und endgültige Hirnausfall (Hirntod) als sicheres Todeszeichen des Menschen. In: Hoff, J. / in der Schmitten, J. (Hg.), 41–50.
Angstwurm, H. (2003): Der Hirntod als sicheres Todeszeichen. In: Düwell, M. / Steigleder, K. (Hg.): Bioethik. Eine Einführung. Frankfurt/M.
Aumann, Chr. / Gaertner, W. (2004): Die Organknappheit. Ein Plädoyer für eine Marktlösung. In: Ethik in der Medizin 16, 105–111.
Bachmann, D. / Bachmann, K. (2007): Aspekte zu Crossover-Transplantationen. In: Medizinrecht 25(2), 94–98.
Becchi, P. / Bondolfi, A. / Kostka, U. (Hg.) (2007): Die Zukunft der Transplantation von Zellen, Geweben und Organen. Basel.
Becchi, P. (2007): Ist eine ethisch und rechtlich tragbare Förderung von Organspenden denkbar? In: Becchi, P. / Bondolfi, A. / Kostka, U. (Hg.): Die Zukunft der Transplantation von Zellen, Geweben und Organen. Basel, 139–150.
Beckmann, J. P. (1998): Patientenverfügungen: Autonomie und Selbstbestimmung vor dem Hintergrund eines im Wandel begriffenen Arzt-Patient-Verhältnisses. In: Zeitschrift für medizinische Ethik 44, 143–156 (wieder abgedr. in: Schockenhoff, E. / Buch, A. J. / Volkenandt, M. / Wetzstein, V. (Hg.) (2005): Medizinische Ethik im Wandel. Ostfildern, 287 – 299).
Beckmann, J. P. (2000): Menschliche Identität und die Transplantation von Zellen, Geweben und Organen tierischer Herkunft. In: Jahrbuch für Wissenschaft und Ethik 5, 169–182.
Beckmann, J. P. (2004): Ausweitung des Spender-Empfänger-Kreises und »Marktlösung«? Zu aktuellen ethischen Fragen der Lebendspende von Organen am Beispiel der Niere. In: Honnefelder, L. / Streffer, Chr. (Hg.): Jahrbuch für Wissenschaft und Ethik 9, 15–34.
Beckmann, J. P. (2006): Ethische Aspekte der Organlebendspende. In: Broelsch, Chr. E.

(Hg.): Organlebendspende. Paderborn, 9-22 (Symposium der Nordrhein-Westfälischen Akademie der Wissenschaften. Düsseldorf 2005).

Beckmann, J. P. (2006a): Gibt es eine moralische Verpflichtung zur postmortalen Organspende? Deutsche Stiftung Organtransplantation, Jahrestagung 2005. Frankfurt/M, 60-64.

Beckmann, J. P. (2007): Zur Lebendspende menschlicher Organe aus ethischer Sicht. In: Zeitschrift für medizinische Ethik 53, 3-16.

Beckmann, J. P. / Brem, G. / Eigler, F. W. / Günzburg, W. / Hammer, C. / Müller-Ruchholtz, W. / Neumann-Held, E. M. / Schreiber, H.-L. (2000): Xenotransplantation von Zellen, Geweben oder Organen. Wissenschaftliche Entwicklungen und ethischrechtliche Implikationen. Berlin / New York.

Biller-Andorno, N. / Andorno R. (2001): Justice and Equity in Transplantation Medicine. In: Journal International de Bioethique / International Journal of Bioethics 12(3), 33-44, 125-126.

Biller-Andorno, N. / Schauenburg, H. (2001): It's only love? Some pitfalls in emotionally related organ donation. In: Journal of Medical Ethics 27, 162-164.

Biller-Andorno, N. / Schauenburg, H. (2003): Vulnerable Spender. Eine medizinethische Studie zur Praxis der Lebendorganspende. In: Ethik in der Medizin 15, 25-35.

Biller-Andorno, N. / Kellmeyer, Ph. (2007): The »special case«: Protection for living organ donors in developing countries. In: Becchi, P. / Bondolfi, A. / Kostka, U. (Hg.): Die Zukunft der Transplantation von Zellen, Geweben und Organen. Basel, 125-138.

Birnbacher, D. (1994): Einige Gründe, das Hirntod-Kriterium zu akzeptieren. In: Hoff, J. / in der Schmitten (Hg.): Wann ist der Mensch tot? Reinbek, 28-40.

Birnbacher, D. (2000): Organtransplantation. Stand der ethischen Debatte. In: Brudermüller, G. / Seelmann, K. (Hg.): Organtransplantation. Würzburg, 13-27.

Birnbacher, D. / Angstwurm, H. / Eigler, F.-W. / Wuermeling, H.-B. (1993): Der vollständige und endgültige Ausfall der Hirntätigkeit als Todeszeichen des Menschen. Anthropologischer Hintergrund. In: Deutsches. Ärzteblatt 90, 2926-2929.

Blankart, Ch. B. (2004): Trennprinzip oder Vorsorgeprinzip? In: Becchi, P. / Bondolfi, A. / Kostka, U. / Seelmann, A. (Hg.) (2004): Ethik und Recht, Bd. 2: Organallokation. Basel, 243-258 (Schweizerischer Nationalfonds, NFP 46).

Blankart, Ch. B. (2006): Spender ohne Rechte. Das Drama der Organtransplantation. In: Breyer, F. / Engelhard, M. (Hg.) (2006): Anreize zur Organspende, 27-57.

Blankart, Ch. B. / Kirchner, C. / Thiel, G. (2002): Das Transplantationsgesetz. Eine kritische Analyse aus rechtlicher, ökonomischer und ethischer Sicht. Aachen.

Bondolfi, A. / Kostka, U. / Seelmann, K. (Hg.) (2003): Hirntod und Organspende. Basel.

Breyer, F. (2002): Möglichkeiten und Grenzen des Marktes im Gesundheitswesen. Das Transplantationsgesetz aus ökonomischer Sicht. In: Zeitschrift für Medizinische Ethik 48, 111-123.

Breyer, F. / Kliemt, H. (1995): Solidargemeinschaft der Organspender: Private oder öffentliche Organisation? In: Oberender, P. (Hg.) (1995): Transplantationsmedizin: Ökonomische, ethische, rechtliche und medizinische Aspekte. Baden-Baden, 135-160.

Breyer, F. / van den Daele, W. / Engelhard, M. / Gubernatis, G. / Kliemt, H. / Kopetzki,

Literatur

Chr. / Schlitt, H. J. / Taupitz, J. (2006): Organmangel. Ist der Tod auf der Warteliste unvermeidbar? Berlin / Heidelberg / New York.
Breyer, F. / Engelhardt, M. (Hg.) (2006): Anreize zur Organspende. Bad Neuenahr-Ahrweiler (= Bd. 39 der Grauen Reihe der Europäischen Akademie zur Erforschung von Folgen wissenschaftlich-technischer Entwicklungen).
Broelsch, Chr. E. (2006): Lebendspende in der Realität am Beispiel der Nieren- und Lebertransplantation. In: Broelsch, Chr. E. (Hg.): Organlebendspende. Paderborn, 31–39 (Symposium der Nordrhein-Westfälischen Akademie der Wissenschaften. Düsseldorf 2005).
Bundesärztekammer (1982,1986,1991,1993,1997): Wissenschaftlicher Beirat der Bundesärztekammer: Kriterien des Hirntods. Entscheidungshilfen zur Feststellung des Hirntods. In: Deutsches Ärzteblatt (1982), 79, 45–55; (1986) 83, 2940–2946; (1991) 88, 4396–4407; (1993) 90, 2177–2179; (1997) 94.
Bundesärztekammer (1998): Wissenschaftlicher Beirat der Bundesärztekammer: Richtlinien zur Feststellung des Hirntodes. In: Deutsches Ärzteblatt 95, A 1861–1868.
Bundesärztekammer (2000–2004): Wissenschaftlicher Beirat der Bundesärztekammer: Richtlinien zur Lebendspende. In: Deutsches Ärzteblatt 97, A-396–411, 3287–3288, geändert am 23.4.2001, erneut überarbeitet am 10.4.2004.
Bundesärztekammer (2001/2006): Richtlinien zur Organtransplantation gem. § 16 TPG. In: Deutsches Ärzteblatt 98 (2001) A 2207; 103/48 (2006) A 3282–3290.
Bundessozialgericht (2003): Urteil vom 10.12.2003; Az: B 9 VS 1/01 R.
Cohen, L. (2002): Where it hurts: Indian material for an Ethics of Organ Transplantation. In: Daedalus 128(4), 135–165.
Council of Europe, Steering Committee on Bioethics (CDBI) (2000): Draft Additional Protocol to the Convention of Human Rights and Biomedicine, on Transplantation of Organs and Tissues of Human Origin. Strasburg.
Daar, A. S. (1991): Rewarded Gifting and Rampant Commercialism in Perspective: Is There a Difference? In: Land, W. / Dossetor, J. B. (Hg.): Organ Replacement Therapy: Ethics, Justice, Commerce. Berlin, 181–190.
Daar, A. S. (2004): Money and organ procurement: Narratives from the real world. In: Gutmann, T. / Daar, A. S. / Sells, R. A. (Hg.) (2004): Ethical. Legal, and Social Issues in Organ Transplantation. Lengerich, 298–317.
Daul, A. E. / Metz-Kurschel, U. / Philipp, T. (1996): Kommerzielle Nierentransplantation in der »Dritten Welt«. Risiken, ethisch-moralische Fragen und dringend erforderliche Konsequenzen. In: Deutsche Medizinische Wochenschrift 121(43), 1341–1344.
Deutsche Stiftung Organtransplantation (2000–2003): Mitteilungen der Deutschen Stiftung Organtransplantation 2000, 2001, 2002 und 2003. Neu-Isenburg.
Deutsche Stiftung Organtransplantation (2006): Organspende und Transplantation in Deutschland. Jahresbericht 2005. Neu-Isenburg.
Deutscher Bundestag (1997): Gesetz über die Spende, Entnahme und Übertragung von Organen (Transplantationsgesetz – TPG) (BGBl. I, S. 2631).
Deutscher Bundestag (2007): Gesetz über die Spende, Entnahme und Übertragung von Organen und Geweben (Transplantationsgesetz – TPG) in der Fassung vom 27.7.2007 (BGBl. I, Nr. 35, 1574–1594).
Düwell, M. / Steigleder, K. (Hg.) (2003): Bioethik. Eine Einführung. Frankfurt/M.

Eibach, H. (1996): Medizin und Menschenwürde. Wuppertal.
Eigler, F. W. (1996): Organtransplantation und ›Hirntod‹. In: Jahrbuch für Wissenschaft und Ethik 1, 129–134.
Eigler, F. W. (1997): Das Problem der Organspende von Lebenden. In: Deutsche Medizinische Wochenschrift 122, 1398–1401.
Engels, E. / Badura-Lotter, G. / Schicktanz, S. (Hg.) (2000): Neue Perspektiven der Transplantationsmedizin im interdisziplinären Dialog. Baden-Baden.
Enquetekommission Ethik und Recht der modernen Medizin (2005). Zwischenbericht vom 17.3.2005 zur Organlebendspende. Berlin.
Europarat (1997): Übereinkommen zum Schutz der Menschenrechte und der Menschenwürde im Hinblick auf die Anwendung von Biologie und Medizin: Übereinkommen über Menschenrechte und Biomedizin vom 4.4.1997 (ETS No. 164).
Eurotransplant (1996): Annual Reports der Eurotransplant International Foundation URL http://www.eurotransplant.org [15. Oktober 2008].
Fabre, C. (2006): Whose body is it anyway? Justice and the integrity of the person. Oxford.
Fateh-Moghadam, B. (2003): Zwischen Beratung und Entscheidung. Einrichtung, Funktion und Legitimation der Verfahren vor den Lebendspendekommissionen gemäß § 8 Abs. 3 Satz 2 TPG im bundesweiten Vergleich. In: Medizinrecht 21(5), 245–257.
Fateh-Moghadam, B. (2005): Leitlinien für die Arbeit der Lebendspendekommissionen? Zur Legitimation von Verfahren im Medizinrecht. In: Rittner, Chr. / Paul, N. W. (Hg.) (2005): Ethik der Lebendspende. Basel, 131–146.
Fateh-Moghadam, B. et al. (2004): Die Praxis der Lebendspendekommissionen – eine empirische Untersuchung zur Implementierung prozeduraler Modelle der Absicherung von Autonomiebedingungen im Transplantationswesen. Teile I und II. In: Medizinrecht 22, 19–34 u. 82–90.
Feuerstein, G. (1995): Das Transplantationssystem. Dynamik, Konflikte und ethischmoralische Grenzgänge. Weinheim / München.
Fleischhauer, K. / Hermeren, G. / Holm, S. / Honnefelder, L. / Kimura, R. / Quintana, O. / Serrao, D. (2000): Comparative Report on Transplantation and Relevant Ethical Problems in Five European Countries, and Some Reflections on Japan. In: Transplant International 14(4), 266–275.
Frewer, A. (1999): 30 Jahre Hirntod-Definition. Historische und ethische Aspekte. In: Ethik in der Medizin 11(2), 114–118.
Friedlaender, M. M. (2002): The right to sell or buy a kidney: Are we failing our patients? In: The Lancet 359, 971–973.
Forsa-Umfragen zur Organspende 2001 u. 2003 (http://www.dso.de).
Gambino, G. (2006): Die katholische Kirche. In: Morris, P. (Hg.): Organtransplantation – ethisch betrachtet. Berlin, 201–208.
Goyal, M., Mehta, R. L. / Schneiderman, L. J. / Sehgal, A. R. (2002): Economic and health consequences of selling a kidney in India. In: Journal of the American Medical Association (JAMA), 288(13), 1589–1593.
Gubernatis, G. (1997): Solidarmodell – mehr Gerechtigkeit in der Organverteilung, mehr Wahrhaftigkeit bei der Organspende – ein Weg zu multipler Problemlösung in der Transplantationsmedizin. In: Lachmann, R. / Meuter, N. (Hg.): Zur Gerech-

tigkeit der Organverteilung: Ein Problem der Transplantationsmedizin aus interdisziplinärer Sicht. Stuttgart, 15–37.

Gubernatis, G. (2002): Ein Markt für Organe? Wenn man beginnt, Spender finanziell zu entlohnen, werden Nieren und Lebern unerschwinglich. Süddeutsche Zeitung vom 18.6.2002.

Gutmann, T. (1994): Rechtsphilosophische Aspekte der Lebendspende von Organen. In: Albert, F. W.: Transplantationsmedizin und Ethik – Auf dem Weg zu einem gesellschaftlichen Konsens. Lengerich, 131–148.

Gutmann, T. (2004): Ergebnisse des Forschungsprojekts »Kriterien einer gerechten Organallokation«. In: Becchi, P. / Bondolfi, A. / / Kostka, U. / Seelmann, A. (Hg.) (2004): Ethik und Recht, Bd. 2: Organallokation. Basel, 213–228 (Schweizerischer Nationalfonds, NFP 46).

Gutmann, T. / Schroth, U. (2000): Recht, Ethik und die Lebendspende von Organen: der gegenwärtige Problemstand. In: Transplantationsmedizin 12(3), 174–183.

Gutmann, T./ Schroth, U. (2002): Organlebendspende in Europa. Rechtliche Regelungsmodelle, ethische Diskussion und praktische Dynamik. Berlin.

Gutmann, T. / Schroth, U. (2003): Rechtliche und ethische Aspekte der Lebendspende von Organen. In: Oduncu, F. S. / Schroth, U. / Vossenkuhl, W. (Hg.): Transplantation. Organgewinnung und -allokation. Göttingen, 271–290.

Gutmann, T. / Schneewind, K. / Schroth, U. / Schmidt, V. / Elsässer, A. / Land, W. / Hillebrand, G. (2003): Grundlagen einer gerechten Organverteilung. Berlin.

Gutmann, T. / Daar, A. S. / Sells, R. A. (Hg.) (2004): Ethical. Legal, and Social Issues in Organ Transplantation. Lengerich.

Hansmann, H.: (1989): The Economics and Ethics of markets for human organs. In: Blumstein, J. F. / Sloan, F. A. (1989): Organ Transplantation Policy. Issues and Prospects. Durham, 57–85.

Harris, C. E. / Alcorn, St. P. (2001): To solve a deadly shortage: Economic incentives for human organ donation. In: Issues in Law and Medicine 16, 213–233.

Harris, J. / Erin, Ch. (2002): An ethically defensible market in organs. A single buyer like the NHS is the answer. In: British Medical Journal 325, 114–115.

Harvard Medical Committee (1968): Report of the ad hoc Committee of the Harvard Medical School to examine the definition of brain death. In: Journal of the American Medical Association 205(6), 337–340.

Hastings Center (2003): Body values: the case against compensating for transplant organs. In: Hastings Center Report 33(1), 27–33.

Haupt, W. F. (1996): Sterben, ›Hirntod‹ und die Einheit des Organismus. In: Institut für Wissenschaft und Ethik (1996): Symposium »›Hirntodkriterium‹ und Organentnahme« am 16.12.1994 in Bonn. In: Jahrbuch für Wissenschaft und Ethik 1, 223–229.

Haupt, W. F. / Schober, O. / Angstwurm, H. / Kunze, K. (1993): Die Feststellung des Todes durch den irreversiblen Ausfall des gesamten Gehirns (»Hirntod«). Wertigkeit technischer Methoden zur Bestätigung der klinischen Zeichen. In: Deutsches Ärzteblatt 90, 3004–3008.

Heinrichs, B. (2004): Pecunia (non) olet? Bemerkungen zur Frage, ob man Eigentümer des eigenen Körpers ist und damit zugleich ein Recht zur Kommerzialisierung verbunden ist. In: Zeitschrift für Medizinische Ethik 50, 277–288.

Herrmann, B. (2006): Body shopping? Der Körper zwischen Unverfügbarkeit und Vermarktung. In: Ehm, S. / Schicktanz, S. (Hg.) (2006): Menschen nach Maß? Biomedizinische Eingriffe und ihre Auswirkungen auf Körper- und Identitätsverständnisse. Stuttgart, 207–224.

Hirt, St. W. / Hollmer, H. (2003): Organspende und Organtransplantation im 21. Jahrhundert: Ist das medizinisch Machbare auch ethisch sinnvoll? In: Oemichen, M. / Kaatsch, H. J. / Rosenau, H. (Hg.): Praktische Ethik in der Medizin. Lübeck, 311–325.

Höfling, W. (2007): Verteilungsgerechtigkeit in der Transplantationsmedizin? In: Juristenzeitung 62(10), 481–536.

Hoff, J. / in der Schmitten, J. (Hg.) (1994): Wann ist der Mensch tot? Reinbek 1994.

Honnefelder, L. (1998): Hirntod und Todesverständnis: Das Todeskriterium als anthropologisches und ethisches Problem. In: Jahrbuch für Wissenschaft und Ethik 3, 65–78.

Institut für Wissenschaft und Ethik (1996): Symposium »›Hirntodkriterium‹ und Organentnahme« am 16.12.1994 in Bonn. In: Jahrbuch für Wissenschaft und Ethik 1, 208–273.

Jäger, M. D. / Schlitt, H. J. (1999): Organmangel limitiert Erfolge der Transplantationsmedizin. In: Deutsches Ärzteblatt 97/1,2, A 47–49.

Jonas, H. (1985): Gehirntod und menschliche Organbank: Zur pragmatischen Umdefinierung des Todes. In: Jonas, H.: Technik, Medizin und Ethik. Zur Praxis des Prinzips Verantwortung. Frankfurt/M., 219–241.

Junghanns, R. (2001): Verteilungsgerechtigkeit in der Transplantationsmedizin: eine juristische Grenzziehung. Frankfurt/M.

Kalitzkus, V. (2002): Transplantationsmedizin und Veränderungen des Körperverhältnisses. Lengerich.

Kant, I. (1788): Kritik d. praktischen Vernunft. Akademie-Ausgabe (Berlin 1902 ff.), Nachdr. 1968.

Kant, I. (1797): Die Metaphysik der Sitten. Akademie-Ausgabe (Berlin 1902 ff.), Nachdr. 1968.

Kersting, W. (1995): Gerechtigkeit und Medizin. Köln.

Kirchen (1990) Organtransplantation. Gemeinsame Erklärung der Deutschen Bischofskonferenz und des Rates der Evangelischen Kirche in Deutschland. Bonn/Hannover.

Kirste, G. (2002): Zum Stand der Lebendorganspende. Bundesgesundheitsblatt / Gesundheitsforschung / Gesundheitsschutz 45(10), 768–773.

Kirste, G. (Hg.) (2002a): Nieren-Lebendspende – Rechtsfragen und Versicherungsregelungen für Mediziner. Lengerich, 10–24.

Kirste, G. (2007): Organtransplantation – Lebendspende. In: Zeitschrift für medizinische Ethik 53, 17–26.

Kliemt, H. (1993): »Gerechtigkeitskriterien« in der Transplantationsmedizin – eine ordoliberale Perspektive. In: Nagel, E. / Fuchs, Chr. (Hg.): Soziale Gerechtigkeit im Gesundheitswesen. Ökonomische, ethische und rechtliche Fragen am Beispiel der Transplantationsmedizin. Berlin, 258–271.

Kliemt, H. (2005): Warum darf ich alles verkaufen, nur meine Organe nicht? In: Rittner, Chr. / Paul, N. W. (Hg.): Ethik der Lebendspende. Basel, 167–194.

Kliemt, H. (2007): Zur Kommodifizierung menschlicher Organe im freiheitlichen

Literatur

Rechtsstaat. In: Taupitz, J. (Hg.): Kommerzialisierung des menschlichen Körpers. Berlin, 95–108.

Klinkhammer, G. (2004): Transplantationen: Altruismus und Freiwilligkeit. Die Ständige Kommission Organtransplantation (bei) der Bundesärztekammer spricht sich für die Zulassung von anonymen Lebendorganspenden an einen Pool aus. In: Deutsches Ärzteblatt 101, 13, A 825.

Klinkhammer, G. / Hibbeler, B. (2007): Der menschliche Körper ist keine veräusserbare Ware. In: Deutsches Aerzteblatt 104(21), A 1458–1462.

Knoepffler, N. (2000): Das Prinzip Menschenwürde und die ethische Frage nach der Organtransplantation. In: Hildt, E. / Hepp, B. (Hg.): Organtransplantationen: heteronome Effekte in der Medizin. Stuttgart, 66–74.

Koch, U. / Neuser, J. (Hg.) (1997): Transplantationsmedizin aus psychologischer Perspektive. Göttingen.

Köhler, H. (Hg.) (2001): Transplantationsmedizin und personale Identität. Frankfurt/M.

König, P. (1999): Strafbarer Organhandel. Zürich.

Körtner, U. (2003): Hirntod und Organtransplantation aus christlicher, jüdischer und islamischer Sicht. In: Oduncu, F. S. / Schroth, U. / Vossenkuhl, W. (Hg.): Transplantation. Organgewinnung und -allokation. Göttingen, 102–117.

Kostka, U. (2004): Organ allocation and justice: the necessity of an appropriate ethical analysis. In: Gutmann, T. / Daar, A. S. / Sells, R. A. (Hg.): Ethical, Legal, and Social Issues in Organ Transplantation. Lengerich, 79–88.

Kraushaar, H.-G. (2005): Defizite der finanziellen Absicherung der Lebendorganspende. In: Rittner, Chr. / Paul, N. W. (Hg.): Ethik der Lebendspende. Basel, 163–166.

Kress, H. (2000): Die Lebendspende von Organen. Zulässig nur unter nahen Angehörigen? In: Ethica 8, 179–183.

Künsebeck, H.-W. (2007): Die psychosoziale Perspektive der Lebendorganspende. In: Zeitschrift für medizinische Ethik 53, 37–47.

Lachmann, R. / Meuter, N. (Hg.) (1997): Zur Gerechtigkeit der Organverteilung: Ein Problem der Transplantationsmedizin aus interdisziplinärer Sicht. Stuttgart.

Lachmann, R. / Meuter, N. (2000): Transparenz oder moralische Begründung? Kommentar zu den von der Bundesärztekammer verabschiedeten »Richtlinien zur Organtransplantation«. In: Jahrbuch für Wissenschaft und Ethik 5, 151–168.

Lachmann, R. / Meuter, N. (2001): Auswahl- und Entscheidungskriterien in der Transplantationsmedizin. Bonn.

Land, W. / Dossetor, J. B. (1991): Organ Replacement Therapy: Ethics, Justice, Commerce. Berlin.

Land, W. / Hillebrand, G. F. (2001): Grundlagen einer gerechten Organverteilung. Berlin, Heidelberg, New York, 115–141.

Lilie, H. (1999): Wartelistenbetreuung nach dem Transplantationsgesetz. In: Ahrens, H.-J. et al. (Hg.): Festschrift für Erwin Deutsch zum 70. Geburtstag. Köln, 643–665.

Lintner, M. M. (2006): Eine Ethik des Schenkens. Von einer anthropologischen zu einer theologisch-ethischen Deutung der Gabe und ihrer Aporien. Münster.

Lintner, M. (2007): Organ-Spende oder Organ-Handel? »Gaben-theologische« Anmerkungen. In: Zeitschrift für medizinische Ethik 53(1), 66–78.

Ethische Aspekte der Organtransplantation

Lübbe, W. (Hg.) (2004): Tödliche Entscheidung: Allokation von Leben und Tod in Zwangslagen. Paderborn.

McCarrick, P. / Darrag, M. (2003): Incentives for providing organs. In: Kennedy Institute of Ethics Journal 13, 53–64.

Mieth, D. (1999): Das ›christliche Menschenbild‹ und seine Relevanz für die Ethik. In: Kraus, W. (Hg.): Bioethik und Menschenbild bei Juden und Christen. Neukirchen-Vluyn, 57–71.

Mona, M. (2007): Ignoranz, Risiko und Ausbeutung: kritische Bemerkungen zur Begründung des Verbotes von finanziellen Anreizen für die Nierenlebendspende. In: Becchi, P. / Bondolfi, A. / Kostka, U. (Hg.): Die Zukunft der Transplantation von Zellen, Geweben und Organen. Basel, 87–108.

Morris, P. (Hg.) (2006): Organtransplantation – ethisch betrachtet. Berlin.

Muenk, H. J. (2003): Zwischen Zweifel, Ablehnung und Zustimmung. Eine deutschsprachige (katholisch-) theologische Ethik und das Hirntodkriterium. In: Ethica 11(1), 33–60.

Nagel, E. (2001): Ethics in Transplantation Medicine. Göttingen.

Nationaler Ethikrat (Hg.) (2007): Die Zahl der Organspenden erhöhen. Zu einem drängendem Problem der Transplantationsmedizin in Deutschland. Stellungnahme. Berlin.

Oduncu, F. (1998): Hirntod und Organtransplantation. Medizinische, juristische und ethische Fragen. Göttingen.

Oduncu, F. S. / Schroth, U. / Vossenkuhl, W. (Hg.) (2003): Transplantation. Organgewinnung und -allokation. Göttingen.

Paul, C. (1999): Zur Auslegung des Begriffs »Handeltreiben« nach dem Transplantationsgesetz. In: Medizinrecht 17, 214–216.

Quante, M. (1996): Meine Organe und ich. Personale Identität als ethisches Prinzip im Kontext der Transplantationsmedizin. In: Zeitschrift für medizinische Ethik 42, 103–118.

Quante, M. (1996a): ›Hirntod‹ und Transplantationsmedizin. In: Institut für Wissenschaft und Ethik (1996): Symposium »›Hirntodkriterium‹ und Organentnahme« am 16.12.1994 in Bonn. In: Jahrbuch für Wissenschaft und Ethik 1, 243–262.

Quante, M. (2003): Auf dem Weg zum Body-Shop? Einwände gegen die Legalisierung des Handels mit menschlichen Organen. In: Bondolfi, A. / Kostka, U. / Seelmann, K. (2003): Hirntod und Organspende. Basel, 192–195.

Quante, M. / Vieth, A. (Hg.) (2001): Xenotransplantation. Ethische und rechtliche Probleme. Paderborn.

Radcliffe-Richards, J. / Daar, A. S. / Guttmann, R. D. / Hoffenberg, R. / Kennedy, I. / Lock, M. / Sells, R. A. / Tilney, N. (1998): The case for allowing kidney sales. In: The Lancet 351, 1950–1952. (Dass. In: Kuhse, H. / Singer, P. (Hg.) (2006): Bioethics. An Anthology. Malden/Mass, 487–490).

Reiter, J. (2005): Incentives für die Organspende. In: Rittner, C. / Paul, N. W. (Hg.) (2005): Ethik der Lebendorganspende. Basel, 195–203.

Reiter-Theil, St. (2006): Ethische Aspekte der Nierenlebendspende: Entscheidungskriterien, kasuistische Beispiele und Thesen zur Orientierung. Basel.

Rescher, N. (2006): The allocation of exotic medical lifesaving therapy. In: Kuhse, H. / Singer, P. (Hg.) (2006): Bioethics. An Anthology. Malden/Mass. 2006, 410–420.

Literatur

Rethmann, A.-P. (1999): Organspende. Eine ethische Verpflichtung für Christen? In: Ethica 7(4), 383–403.

Rittner, Chr. / Besold, A. / Wandel, E. (2001): Die anonymisierte Lebendspende nach § 9 Satz 1 TPG – ein Plädoyer pro vita und gegen ärztlichen und staatlichen Paternalismus. In: Medizinrecht 19(3), 118–123.

Rittner, Chr. / Paul, N. W. (Hg.) (2005): Ethik der Lebendspende. Basel.

Robert Koch Institut / Statistisches Bundesamt (2003): Organtransplantation und Organspende. Gesundheitsberichterstattung des Bundes, H. 17.

Sass, H.-M. (2007): Lassen sich Reziprozitätsmodelle bei der Gewebe- und Organtransplantation ethisch rechtfertigen und praktisch realisieren? Bochum. (Medizinethische Materialien 174).

Sasse, S. (1996): Zivil- und strafrechtliche Aspekte der Veräußerung von Organen Verstorbener und Lebender. Heidelberg.

Schaupp, W. (2001): Organtransplantation und christliches Liebesgebot. Zur Relevanz eines zentralen Prinzips christlicher Ethik für Fragen der Organspende. In: Köhler, H. (Hg.) (2001): Transplantationsmedizin und personale Identität. Frankfurt/M., 103–114.

Scheper-Hughes, N. (2003): Keeping an eye on the global traffic in human organs. In: The Lancet 361, 1645–1648.

Scherer, G. (1996): Ganzheit im Sterbeprozess. In: Institut für Wissenschaft und Ethik (1996): Symposium »›Hirntodkriterium‹ und Organentnahme« am 16.12.1994 in Bonn. In: Jahrbuch für Wissenschaft und Ethik 1, 213–220.

Schlich, T. / Wiesemann, C. (Hg.) (2001): Hirntod. Kulturgeschichte der Todesfeststellung. Frankfurt/M.

Schlitt, H. (2002): Paid non-related living organ donation: Horn of plenty or Pandora's Box? The Lancet 359, 906–907.

Schmidt, V. (2003): Organverteilung nach dem Transplantationsgesetz: einige Neuerungen. In: Gutmann, T. et al. (Hg.) (2003): Grundlagen einer gerechten Organverteilung. Berlin, 9–34.

Schneider, I. (2003): Ein Markt für Organe? Die Debatte um ökonomische Anreize zur Organspende. In: Oduncu, F. S. / Schroth, U. / Vossenkuhl, W. (Hg.) (2003): Transplantation. Organgewinnung und -allokation. Göttingen, 189–208.

Schneider, I. (2007): Die Nicht-Kommerzialisierung des Organstransfers als Gebot einer Global Public Policy: Normative Prinzipien und gesellschaftspolitische Begründungen. In: Taupitz, J. (Hg.) (2007): Kommerzialisierung des menschlichen Körpers. Berlin, 107–126.

Schockenhoff, E. (2002): Helfen über den Tod hinaus? Zu den ethischen Aspekten der Transplantationsmedizin. In: Kirche und Gesellschaft 246, 1–16.

Schöne-Seifert, B. (2007): Kommerzialisierung des menschlichen Körpers: Nutzen, Folgeschäden und ethische Bewertungen. In: Taupitz, J. (Hg.) (2007): Kommerzialisierung des menschlichen Körpers. Berlin, 37–52.

Schreiber, H.-L. (2000): Einleitende Bemerkungen zur Lebendspende in Deutschland. In: Kirste, G. (Hg) (2000a): Nierenlebendspende. Lengerich, 42–46.

Schreiber, H.-L. (2000a): Regeln für die Organgewinnung und Organvermittlung. In: Jahrbuch für Wissenschaft und Ethik 5, 141–150.

Schreiber, H.-L. (2005): Die Notwendigkeit einer Ausweitung der Zulässigkeit von Lebendspenden. in: Rittner, Chr. / Paul, N. W. (Hg.) (2005): Ethik der Lebendspende. Basel, 61–67.

Schroth, U. (2003): Das strafbewehrte Organhandelsverbot des Transplantationsgesetzes. Ein internationales Problem und seine deutsche Lösung. In: Gutmann, T. / Schneewind, K. / Schroth, U. / Schmidt, V. / Elsässer, A. / Land, W. / Hillebrand, G. (2003): Grundlagen einer gerechten Organverteilung. Berlin, 115–141.

Schroth, U. / Schneewind, K. / Gutmann, T. (Hg.) (2006): Patientenautonomie am Beispiel der Lebendorganspende. Göttingen.

Schroth, U. (2007): Zu Reichweite und Legitimität eines Organhandelsverbots: Soll ein Anreizsystem ausgeschlossen werden? In: Becchi, P. /Bondolfi, A. / Kostka, U. (Hg.): Die Zukunft der Transplantation von Zellen, Geweben und Organen. Basel, 109–123.

Schulz, St. (2006): Anmerkungen zur Geschichte der Transplantation und der Hirntoddefinition. In: Schulz, St. / Steigleder, K. / Fangerau, H. (Hg.) (2006): Geschichte, Theorie und Ethik der Medizin. Eine Einführung, Frankfurt/M., 399–409.

Sellmaier, St. / Vossenkuhl, W. (2003): Moralische Ansprüche von Patienten und die Allokation von Spenderorganen. In: Oduncu, F. / Schroth, U. / Vossenkuhl, W. (Hg.) (2003): Transplantation. Organgewinnung und -allokation. Göttingen, 131–145.

Siep, L. (1996): Zur Ethik der Organtransplantation, in: Institut für Wissenschaft und Ethik (1996): Symposium »»Hirntodkriterium‹ und Organentnahme« am 16.12.1994 in Bonn. In: Jahrbuch für Wissenschaft und Ethik 1, 235–242.

Sievers, K. / Neitzke, G. (2006): Struktur, Arbeitsweise und Ethik von Lebendspendekommissionen. Ergebnisse einer bundesweiten Befragung. In: Deutsche Medizinische Wochenschrift 131, 1283–1287.

Spaemann, R. (2006): Ist der Hirntod der Tod des Menschen? Zum Stand der Debatte. In: Hoffmann, T. S. / Schweidler, W. (Hg.) (2006): Normkultur versus Nutzenkultur: Über kulturelle Kontexte von Bioethik und Biorecht. Berlin, 457–470.

Stapenhorst, K. (1999): Unliebsame Betrachtungen zur Transplantationsmedizin. Göttingen.

Steinvorth, U. (2000): Wem gehören meine Organe? In: Brudermüller, G. / Seelmann, K. (2000): Organtransplantation. Würzburg, 149–158.

Stoecker, R. (1999): Der Hirntod. Ein medizinethisches Problem und seine moralphilosophische Transformation. Freiburg.

Stoecker, R. (2003): Sind hirntote Menschen wirklich tot? In: Düwell, M. / Steigleder, K. (Hg.) (2003): Bioethik. Frankfurt.

Strik, M. W. (2003): Lebendspende für die Organtransplantation – eine legitime Aufforderung zum Altruismus?. In: Deutsche Gesellschaft für Chirurgie – Mitteilungen 3, 263–267. Berlin.

Strüber, M. (2007): Transplantation in Deutschland. In: Becchi, P. / Bondolfi, A. / Kostka, U. (Hg.): Die Zukunft der Transplantation von Zellen, Geweben und Organen. Basel, 81–86.

Taupitz, J. (Hg.) (2007): Kommerzialisierung des menschlichen Körpers. Berlin.

(Vatikan) Die Enzyklika »Evangelium vitae« des Papstes Johannes-Paul II aus dem Jahre 1996, Nr. 86.

van den Daele, W. (2007): Gewinnverbot: Die ambivalente Verteidigung einer Kultur der

Literatur

Gabe. In: Taupitz, J. (Hg.) (2007): Kommerzialisierung des menschlichen Körpers. Berlin, 127–140.

Veatch, R. M. (2004): Justice, utility, and organ allocation. In: Gutmann, T. / Daar, A. S. / Sells, R. A. (Hg.) (2004): Ethical. Legal, and Social Issues in Organ Transplantation. Lengerich, 57–67.

Wesslau, C. (2006): Transplantationsmedizin: Das Organspender-Potential ist nicht ausgeschöpft. In: Deutsches Ärzteblatt 103.

Wiesemann, C. / Biller-Andorno, N. (2003): Ethik der Transplantationsmedizin. In: Düwell, M. / Steigleder; K. (Hg.) (2003): Bioethik. Eine Einführung. Frankfurt/ M., 284–290.

Wiesing, U. (2000): Organmangel und Allokation aus ethischer Perspektive. In: Engels, E. / Badura-Lotter, G. / Schicktanz, S. (Hg.) (2000): Neue Perspektiven der Transplantationsmedizin im interdisziplinären Dialog. Mainz, 26–34.

WHO-Bericht (1992): Human Organ Transplantation. A Report on Developments under the Auspices of World Health Organisation (1987–1991). Geneva.

Wille, S. (2006): Sozialpflicht zur Organspende?. In: Breyer, F. / Engelhardt, M. (Hg.) (2006): Anreize zur Organspende. Bad Neuenahr-Ahrweiler, 7–26 (= Bd. 39 der Grauen Reihe der Europäischen Akademie zur Erforschung von Folgen wissenschaftlich-technischer Entwicklungen).

Wissenschaftlicher Beirat der Bundesärztekammer (1998): Richtlinien zur Feststellung des Hirntodes. In: Deutsches Ärzteblatt 95, A 1861–1868.

Younger, St. / Anderson, M. W. / Shapiro, R. (Hg.) (2004): Transplanting Human Tissue: Ethic, Policy, and Practice. Oxford.

Zech, E. (2007): Kommerzialisierung in der Transplantationsmedizin: Welcher Eigennutz steht dem Spender zu? In: Taupitz, J. (Hg.) (2007): Kommerzialisierung des menschlichen Körpers. Berlin, 325–335.

Hinweise zu den Autoren und Herausgebern

Jan P. Beckmann, Professor Dr. phil., Professor der Philosophie am Institut für Philosophie der FernUniversität Hagen. Anschrift: FernUniversität Hagen, Institut für Philosophie, Universitätsstr. 1 / 111, 58084 Hagen, URL http://www.fernuni-hagen.de/philosophie/philins/

Bert Heinrichs, Dr. phil., Leiter der Wissenschaftlichen Abteilung des Deutschen Referenzzentrums für Ethik in den Biowissenschaften (DRZE), Bonn. Anschrift: DRZE, Bonner Talweg 57, 53113 Bonn. URL http://www.drze.de

Günter Kirste, Prof. Dr. med., Vorstandsvorsitzender der Deutschen Stiftung Organtransplantation. Anschrift: Deutsche Stiftung Organtransplantation, Deutschherrnufer 52, 60594 Frankfurt am Main.
URL http://www.dso.de/

Dirk Lanzerath, Dr. phil., Geschäftsführer des Deutschen Referenzzentrums für Ethik in den Biowissenschaften (DRZE), Bonn. Anschrift: DRZE, Bonner Talweg 57, 53113 Bonn. URL http://www.drze.de

Hans-Ludwig Schreiber, Professor Dr. jur. Dr. h.c. jur. et med. mult., Lehrstuhl für Strafrecht und Strafprozessrecht an der Juristischen Fakultät der Universität Göttingen. Anschrift: Georg-August-Universität Göttingen, Platz der Göttinger Sieben 6, 37073 Göttingen.
URL http://lehrstuhl.jura.uni-goettingen.de/hlschreiber/html/start.html

Dieter Sturma, Prof. Dr. phil., Professor für Philosophie an der Universität Bonn sowie Direktor des Deutschen Referenzzentrums für Ethik in den Biowissenschaften (DRZE) und des Instituts für Wissenschaft und Ethik (IWE), Bonn. Anschrift: DRZE, Bonner Talweg 57, 53113 Bonn.
URL http://www.drze.de